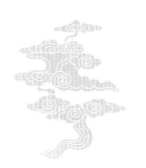

精选清末云南名医著作集萃（余道善卷）

余氏医论医方集

原　著　清·余道善

整　理　梁玲　聂坚

U0319574

中医古籍出版社
Publishing House of Ancient Chinese Medical Books

图书在版编目（CIP）数据

余氏医论医方集 /（清）余道善原著；梁玲，聂坚整理 .—北京：中医古籍出版社，2022.12

（精选清末云南名医著作集萃）

ISBN 978-7-5152-2140-3

Ⅰ.①余… Ⅱ.①余…②梁…③聂… Ⅲ.①医论—汇编—中国—清代②方书—汇编—中国—清代 Ⅳ.① R249.49 ② R289.349

中国版本图书馆 CIP 数据核字（2020）第 096695 号

余氏医论医方集

原　著　清·余道善
整　理　梁　玲　聂　坚

策划编辑　郑　蓉
责任编辑　张凤霞　张　磊
责任校对　王安琪
封面设计　韩博玥
出版发行　中医古籍出版社
社　　址　北京市东城区东直门内南小街 16 号（100700）
电　　话　010-64089446（总编室）010-64002949（发行部）
网　　址　www.zhongyiguji.com.cn
印　　刷　廊坊市鸿煊印刷有限公司
开　　本　710mm×1000mm　1/16
印　　张　13.75
字　　数　205 千字
版　　次　2022 年 12 月第 1 版　2022 年 12 月第 1 次印刷
书　　号　ISBN 978-7-5152-2140-3
定　　价　52.00 元

致 谢

本书承蒙云南省大理州余道善先生之孙余品高、余泽高提供原书底本。

本书由云南省"十二五"立项建设一级学科博士授权点（中基方向）、云南中医学院中医治未病理论应用研究省创新团队经费资助。

谨此致谢！

《余氏医论医方集》编委会

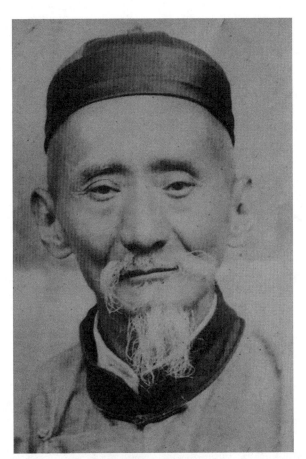

余道善先生照片

九世余道善　自嘆生平畧

字達川號性初本行三大行九自稱三陽道人
濟世真佛賜善名樂真　紫霞真人賜道號文性
碧洛侍郎賜道號玉偉　關聖帝君賜道號通玄子
桓侯大帝賜道號玄精子一皇師賜道號關玄
貌躬合三陽誕生自下邳先君遭亂離寄居在東迤
六齡喪嚴親七歲歸梓里母氏苦離孤入學攻詩禮
未及四五年罷書習貿易弱冠因且窮研究命數理

依人苦經營李公好善樂同事劉和亭協和共一紀
人事馳成婚時年己而立知交王文軒真傳研研堪與
親家楊瑞卿常談岐黄理先君留遺傳百回讀不易
庚戌真走川家運遭阨逆得入敷化壇題師垂訓語
協成因果經功史趄拔祖與宗愛職封語旨
過合趙天成道理研求性命玄邇毅三月己
壬子遷故鄉慈親溘長逝卜地聖應峯五行結玉几
開壇醒恩迷修身辦真理刊成諸經書祖澤昭寰宇

庚申闡虛無預辦收圓起恰逢主人翁蒙演先天語
一貫傳天仙性命雙修理除卻前道非一心叛命禮
協辦選仙樓醫幸祖派與協輔三龍華大功常紀
九祖昇天壹巍職龍會訐分舟渡殘靈又奉金毋旨
但願大收圓化工早完畢九六億靈根一船慶西駛
傷哉命途窮人事橫逆祖業族耗多父遺兄俱靡
比叔兩逢財四柱安排起本祿乃艱辛貲財頗難聚
樂心學吃虧一錢不妄取舍己而從人省身時克己

忠信為人謀反遭加謗語諸事受人欺反郭責諸己
內外事躬親責無虛費理過達賢肘多苦其極矣
樂道而安貧淡泊以明志混俗而和光不隨末風世
醫樂聽人緣輕財重道義奈何家有賢聲馨出怨語
理想乃卑污未能同一志有子鮮克初不受教立正理
祖墳風水凶子孫多凌替邊葬費經營於今安且吉
輔道與立壇孤身無伴侶一柱怎撑天叔災俱備愍
贊襄造化工主人翁皇極盡瘁本鞠躬其死而後已

余道善自序書影

熊　序

云南是人类的起源地之一，云南中医药根植于三迤大地，多样的气候，丰富的资源，众多的民族，独特的区位，使云南的中医药具有鲜明的地域特色。正如成书于 600 年前的《滇南本草·序》中所言："余幼酷好本草，考其性味，辨地理之情形，察脉络之往来，留心数年，合滇中蔬菜草木种种性情，并著《医门揽要》二卷，以传后世。"自兰茂以来，历代云南医家发医门之奥旨，承当世之技艺，救民间之疾苦，载心得于典籍，余道善、沈士真是为其中的代表人物，其著作成为发掘发展云南中医药的宝贵史料和重要基石。

《精选清末云南名医著作集萃》系我校已故楚更五教授 2010 年在云南大理发掘到的云南地方中医古籍，所有著作均成书于清末民初，历时百余载，由于种种原因，一直封存于书栏，包括余道善所著《医学通灵》《仲景大全书》《余氏医论医方集》三部，沈士真所著《岐黄续编》《中医理法针药全书摘要》两部。此五部著作以不同形式和体例对中医医理、治法等分门别类进行论述，尤为突出的是其诊疗方法、经验方药，以及有关防病、养生、保健、优生等，论述具有鲜明的地方特色和民族特色，内容翔实而具体，具有较强的实用性。书中折射了当时云南的自然、人文、地理和社会，对今天讲好云南故事、写好云南文章、贡献云南智慧，具有重要的参考价值。

楚更五教授于 21 世纪初自冀至滇，一直致力我省中医药古籍的整理研究，孜孜以求，呕心沥血，先后整理出版了《医门揽要》《重订医学正旨择要》等一批珍贵的文献古籍，对传承发展滇南医药做出了不可磨灭的贡献。然天妒英才，楚更五教授未及将书稿点校完毕便英年早逝，惜之！叹之！憾之！未竟之业，得其弟子齐心协力，历时五年，熟读深

思，精雕细琢，结集出版，刊行于世，既告慰先人，又启迪后学，故乐
为之序！

熊 磊

（云南中医药大学校长，教授，博士生导师）

2019 年 12 月 21 日

郑　序

中医学从秦汉开始自中原逐步传入云南，不断受到云南独特的地理环境、自然资源、社会文化等影响，并与少数民族医学相互渗透，吸纳云南各少数民族传统医药经验、理论，形成了具有区域特色的滇南医学体系。之后几千年，从明代的兰茂、孙光豫到清代的彭子益、余道善、沈士真等，多位地方著名医药学家及其医药著作的出现，促进了滇南医学体系的完善、传承和发展。

楚更五教授是云南中医药大学（原云南中医学院）2003年从河北承德医学院引进的高层次人才，由于我们从事的学科领域相近，交往较多，在我的印象中，他是一位知识渊博、治学严谨的优秀学科带头人。他有现代医学的背景，在中医基础理论现代研究方面有很深的造诣，同时在文献研究方面也有很扎实的功底，为此，我和他就中医基础研究既要重视实验研究，更不能忽视文献研究等问题进行过很好的探讨和交流并联合发表过文章。到云南工作后他多次跟我说，他要做一名真正的云南中医人，要为云南地方中医药做点事，于是他为自己的学科明确了方向，致力于云南省地方中医药古籍的发掘和整理研究，他带领团队先后整理出版了明代著名医药学家兰茂的《医门揽要》及清代著名医家陈子贞编订的清代云南医学堂系列教材《医学正旨择要》等云南地方代表性医学著作，为厘清滇南医学发展脉络、探索滇南医学学术渊源、传承发扬滇南医学体系做出了巨大贡献。

2010年，楚更五教授在云南大理发掘到一系列成书于清末民初时期的云南地方中医古籍，其中包括滇西名医余道善所著的《医学通灵》《仲景大全书》《余氏医论医方集》，滇西北名医沈士真所著的《中医理法针药全书摘要》《岐黄续编》。这一系列著作以不同的体例分别从理论到临床、从治法到方药、从药物到针灸、从优生到养生等进行了详细论述，内容丰富、翔实，具有较强的学术和临床价值。2011年末的一天，他来到我办公室（当时我已经调离云南中医学院工作）用近两个小时的时间给我详细做了以上介绍，并希望今后能有机会到民间收集更多的云南地方中医药资料进行整理研究，为打造云南地方中医药品牌和特色多做一些工作，其精神令人感动。

遗憾的是天妒英才，2012年楚更五教授因病不幸逝世，这是云南中医基础学科发展的巨大损失。感谢楚更五教授生前培养了一批很好的研究团队，他们继承了楚更五教授未完成的事业，将他生前收集的这些著作重新集结整理形成《精选清末云南名医著作集萃》，这套丛书的出版和研究，对挖掘和发扬滇南医学特点、推广滇南医学应用具有重要意义。

在《精选清末云南名医著作集萃》正式出版之际，我们深切地怀念楚更五教授，对他为滇南医学的发展所做出的卓越贡献深表敬意和衷心的感谢！更对其弟子团队所做的工作表示衷心的感谢！滇南医学研究少不了这样一支团队！

望其弟子团队继续老师事业，为滇南医学事业奋发图强！

郑 进

（云南省中医药学会会长，教授，博士生导师，
原云南中医学院副院长，原云南省中医药管理局局长）

2019年12月27日于昆明

余品高、余泽高序

祖国医学浩如烟海、博大精深，历代先贤论著汗牛充栋。后辈从医之人皆望吸取其精要，临证能得心应手。先祖父余道善研究东汉医圣张仲景之《伤寒论》《金匮要略》，结合云南民族特点、社会文化、气候条件，并汇聚云南多位医家临床经验，增补方论，写成《仲景大全书》，全书共有五册，内容系统全面。

先祖父余道善，字达川，号性初，自号三阳道人，云南省大理县人，祖籍湖北松滋。清同治甲戌年（1874）十二月出生于下邳（今江苏邳州），卒于甲申年（1944）八月，是云南久负盛名的医学家、命理学家。

《仲景大全书》是先祖父医学著作中的代表作，他的著述还有《医学通灵》《余性初医案》《余氏批注伤寒论记》《余氏批注金匮要略记》《从学要览》《修身学》等。其中《仲景大全书》《医学通灵》曾以木刻印刷出版，惜因工艺落后，费时费力，印数寥寥，当今世人知之绝少。先祖父去世后，由于时局动乱，再版无望。

曾祖精通医术，但因过早辞世，先祖父未得其真传。但先祖父从小决心继承父业，弘扬医术，治病救人，遂以先辈遗留医著及岐黄仲景之书日夜用心研读，孜孜不倦，博览群书。历经数十年，学业大进，尽得先辈精妙，终成深受人们爱戴的一代名医。先祖父忠信为人，轻财重义，乐道安贫，淡泊名利，省身克己。"举心学吃亏，一钱不妄取"是他做人的原则，因此，就医者每日应接不暇，深受广大患者爱戴。先父余振家，号克五，从小受先祖父教诲，尽得先祖父真传，且精于针灸之术，兼通化学，自创土法制作镪水畅销滇西而闻名。

"大跃进"时期，先祖父完成他所有著作的地方"纯楼老宅"被改作编制箩筐粪箕的作坊，所有木刻板露天遭受日晒雨淋而开裂变形，严重损毁，付诸丙丁。随后多年，晚辈历尽千辛，将其书稿妥善藏存，期盼来日面世，为白州人民做出微薄贡献。

改革开放以来，党和政府大力提倡发掘祖国丰富的医学文化宝库。云南中医学院硕士生导师、云南中医药古籍文献整理研究带头人楚更五教授独具慧眼，将尘封近百年的先祖父遗著发掘出来，首次对该书进行点校并整理出版，使先祖父著作能再现于世，利国利民，以了我余氏历代之心愿。

余道善之孙：余品高　余泽高
庚寅年秋月于纯楼老宅

内容提要及校注说明

《余氏医论医方集》由《诊脉要旨》《余记内外良方》《医学五则·伤寒脉诀》《余性初医案》《奇方妙术》《是乃仁术》六部著作组成。

《诊脉要旨》为著者从《内经》摘选关于脉学的部分内容进行编辑、整理，并加以注释而成，主要包括诊脉原理、诊脉方法、脉形特征、四时五脏脉证、真脏脉、人迎寸口脉证治等，内容丰富，注解清楚，对后世脉学有一定指导价值。

《余记内外良方》包括药性、外科要方、内科要方三个部分，其中药性部分介绍了30余味地方中草药的性味功效及部分药物的使用方法，还介绍了8对属"十八反""十九畏"药对的特殊使用方法。外科要方和内科要方部分共介绍100余个临床经验处方，多数处方不仅有详细的组成、剂量等使用方法，还有辨证使用经验，具有一定的理论和临床价值。

《医学五则·伤寒脉诀》以歌诀的形式写就，不仅对伤寒六经正病、传变、类证、用药等进行概括，还分经、分病论述了40余个疾病的证候特点、传变规律、治法要点、遣方用药等。该书文字精炼，内容丰富，易于阅读和记忆，对提升医生的临床能力具有较好的作用。

《余性初医案》共记录了40余个临床病案的治疗过程，内容涉及内、妇、儿科的常见病、疑难病。病案内容丰富完整，对发病情况、治疗思路、治疗原则、处方用药及治疗后效果等都进行了详细的记录，更难能可贵的是还对部分病案的发病特点、治疗思路进行了详细说明。在医案末尾，还附有近30个临床验方，具有较好的临床使用价值。

《奇方妙术》是余道善先生精选多年临证诊疗中行之有效的良方验方，集独特疗法之道，以常见病为纲，详细叙述诊病方药编撰而成。书中基于其点滴积累的临床用药经验及地方特色用药总结，介绍了疾病的特色诊疗方法方药，基于中医根本之辨证论治而突显中医取效之简、廉、验、捷的优势，尤其详尽疑难杂症之特色疗法、外治方法，值得后人学习。

《是乃仁术》包括十二经脉病候解析、论证、药物、方剂四个部分。十二经脉病候解析以《灵枢·经脉》记载的病证为基础，对各经脉及相应脏腑的生理病理进行解析，阐释了病候发生的原由。论证部分分析了常见临床症状、常见疾病的成因与意义，并阐释了相关的正常生命活动机理。药物部分讨论了补、表、清、利、平五个部分各24味共120味药物的功效主治。方剂部分介绍了43个常用方剂的组成与主治。该书内容丰富全面，理论联系临床，具有较好的理论价值和临床参考价值。

《余氏医论医方集》在点校整理过程中，本着遵循原意的宗旨，未对原本进行过多点校说明，仁者见仁，智者见智，基本重现原稿内容，供读者品味、斟酌。具体如下：

一、重新排版。将原书的竖版改为横版，同时书中指代上下文的"左""右"亦相应修改为"上""下""前""后"，并按现行标准添加了标点符号。

二、简化文字。将原书的繁体字转为现行标准简体字，个别无对应简体字者保留原字。

三、整理编次。对原书内容已有标题的整理标题层次，无标题的根据文意分段添加标题，力求使全书内容层次清晰，便于查阅。但鉴于作者分部的方法与现行医学分科分症方法略有差别，为保持书稿原貌，对前后内容在连续性上有显得不太连贯的地方并未进行次序调整。

四、语句调整。可能由于版本或者作者笔误等原因，在个别如《黄帝内经》等经典语句的引用中有与现通行版本不符之处，为求与经典著作保持一致，根据通行版本作了适当的修改。此外仍有部分经典语句为作者转述，与经典原文叙述有一定出入，为保留作品原貌，未作过大改动。

五、字词校注。以脚注的形式对有疑问的字、词做了标注，对疑难字做了注释。

六、书中个别原文下无按语，为保持原貌，未作增补。

七、在点校过程中，为方便读者查阅，《诊脉要旨》在原文基础上以楷体字形式增添了条文的出处，同时根据内容大致进行了归类并形成目录；《余记内外良方》除上述校注外，还对著作中部分药名进行了核查并添加了校注，保留了一种药物不同名称的形式，且对方名相同的条目进行汇总并逐条论述；《奇方妙术》根据原本进行分类归纳而形成目录，同时将原文中的咒语、咒文、咒符等利用图片形式呈现。

八、书稿中存在部分毒性药物剂量较大、使用方法与现代要求不符（如朱砂不宜入煎剂、相反药物不宜同用）等情况，为保留作品原貌未予改动。

九、书稿中存在部分同名方剂反复出现，但前后描述、药味、剂量等有异，为保留作品原貌未予改动。

十、书稿据手稿整理，部分内容前后欠通顺，为保持原貌，未予修改。

由于年代久远又限于编者水平，且原稿为手写稿，仍有个别字词难以辨识，甚感遗憾！

总目录

诊脉要旨

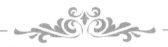

原　著　清·余道善

整　理　梁　玲　聂　坚

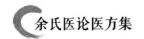

内容简介

　　《诊脉要旨》为著者摘选《内经》中关于脉学的部分内容编辑、整理，并加以注释而成，主要包括诊脉原理、诊脉方法、脉形特征、四时五脏脉证、真脏脉、人迎寸口脉证治等，内容丰富，注解清楚，对后世脉学有一定指导价值。

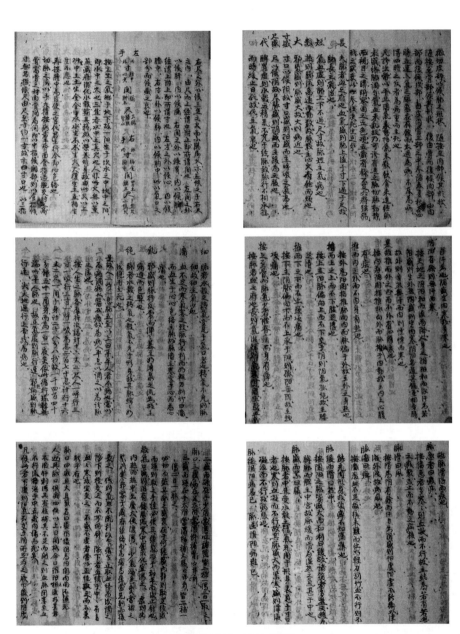

《诊脉要旨》部分书影

目 录

诊脉原理

按：脉者，血之府也。血者，中焦受水谷之精气，取汁变化而赤，生于心。心包主脉，代心主行，令敷布血脉于形身者也。故食气入胃，浊气归心，淫精于脉，脉气流经，经气归肺，肺朝百脉，输精于皮毛。毛脉合精，行气于府，府精神明，留于四脏。气归于权衡。权衡以平，气口成寸，以决生死。饮入于胃，脉道以通，血气以行。谷入于胃，以传于肺，五脏六腑，皆以受气，其清者为营，浊者为卫，营行脉中，卫行脉外，营周不休，五十而复大会于手太阴肺，阴阳相贯，环转无端。而肺主行营卫阴阳，故一日一夜五十营，以营五脏六腑之经而合天地运行之刻数焉。经脉者，胃受水谷之精气，由脾而输于五脏，变见于气口者也。气口者，乃太阴肺脉之所输注经行者也。太阴主行气于三阴、五脏阴也，故五脏之脉皆候之肺主之大动脉寸口。若夫胃者水谷之海，五脏六腑之大源，而阳明主行气于三阳、六腑阳也，故六腑之脉应候于胃脉所入之大动脉人迎。而人迎者，挟喉之动脉也，《内经》言之确鉴，叔和谬指为左寸口之上者，误矣。虽三阴三阳脏腑相为表里，六腑之脉亦可候之于气口，但宜本《内经》上以候上、下以候下之要旨，故尺内两旁则季胁也，尺外以候肾，尺里以候腹中，而三焦、大小肠、膀胱皆在于腹中，应候之于尺，此叔和大肠同候于肺，小肠同候于心，将下焦污浊之府候于上焦清虚之脏，何从悉其病情？故后世谓诊脉无凭也。

虽经文有静者在足、躁者在手之旨，皆指气口人迎。脏腑阴阳之手足，非三阴三阳之手足而笼混候之也。故诊本尺内以候腹之旨，左尺之外以候肾水。而膀胱水也，大肠金也，金水相生，应候之于左尺之内。手少阳三焦，火也，而少阳属肾，故右尺之外以候三焦之火，而小肠属火亦应候之于右尺之内，由尺而上。

经谓中附上即所谓关也，左关之外以候肝，内以候膈；右关之外以候胃，内以候脾。

经谓上附上即所谓寸也，左寸之外以候心，内以候膻中；右寸之外以候肺，内以候胸中，以此气口之部分而候脏之衰也。

左手：寸内膻中，寸外心火；关内膈，关外肝木；尺内大肠，尺外膀胱、肾水。

右手：寸内胸中，寸外肺金；关内脾土，关外胃土；尺内小肠火，尺外三焦火。

按：生生之气始于地下，故一阳生于坎水之中，坎中之阳，即水中之火也。三焦者，水中之真火也，人非此火无以熏蒸脏腑、消化水谷，输其精微以荣养形身，故由此火以上生中土，土生金，金生水，水生木，木生火，火复生土，互相生生不息也。再按：膻中为臣使之官，代君主行令，即心包络也。

切脉之法

切脉之法，以手大指按病者手背面食指过腕交肘之高骨，高骨之对面骨间为关，即以中指候关部，则以食指候寸，无名指候尺。由尺至寸约一寸，故亦曰寸口也。以三指微切皮部以候脉之形状，随按至肉部候其形状，随按至骨部候其形状，复由骨而复候肉部，由肉部而复候皮部，由皮肉骨三部之中，参诸春夏秋冬四时五运六气之脉象，应有余而太过为病，不及为病，得四时之反者为病重而主死也。

凡诊法，当以平旦，阴气未动，阳气未散，饮食未进，经脉未盛，络脉调匀，气血未乱，故乃可诊有过之脉。切脉动静而视目之睛明，察五色，观五脏有余不足，六腑强弱，形之盛衰，以此参伍，决死生之分。

——《素问·脉要精微论》

脉形特征

长：夫脉者血之府也，血气盛则脉上溢于寸，下过于尺，故脉长主气治也。

短：气血虚则脉上下不过尺寸，故脉短主气病也。

数：热则脉流急速而动数，故数脉主心火有余烦也。

大：邪气盛则脉盛大，故大则病近也。

寸盛：寸口以候阳，故寸口盛则阳盛，而主呼吸之气高也。

尺盛：尺以候阴，故尺脉盛则阴盛，而主腹为之胀也。

代：脾胃虚则水谷之精气不充于经脉，致脉行不相承接而时缓止，曰代，故代主气衰也。

细：脉者，水谷之精气变见于气口者也，精气不充则脉细，故细主气少也。

涩：血不足而寒气客之，致脉行不利，而如轻刀刮竹曰涩。而血生于心，心包络主脉，故脉涩主寒客于心而为心痛也。

乱：邪盛则脉行反常而浑浑暴至如涌泉之流出，故主痛进而色弊也。

绝：脉者水谷之精气也，谷气不充于形身，故其脉绵绵之如弦绝而主死也。

四时五脏脉证

是故人一呼一吸，脉五至以上曰平，平人者，不病也。当以不病调病人，医不病，故为病人平息以调之，以为诊脉之法也。

按：人生之脉各有行次，总计十六丈二尺，人一呼行三寸，一吸行三寸。一呼一吸为息，二百七十息计行十六丈二尺，一周于身计二十八分八秒，故一千四百四十分钟，五十一周身而为一日一夜矣，依此循行，环转无端，此平人脉也。故正气虚则脉行迟，邪热脉盛则脉行速，失天地运行之常故为病也。

人一呼脉一动，一吸脉一动，曰少气[①]**。**

按：呼吸五动以上曰平，今呼吸仅二至，已减平人大半，是二日始五十于周身矣，故主为宗气、营气、卫气皆虚少也。

人一呼一吸，脉六至而躁动，尺部肤热，曰病温。

按：邪热乘于脉中，故脉行疾，病速而呼吸六至也。脉躁为病在手三阳

---

① 少气：正气衰。

三阴，而尺属阴，脉数而兼尺热，为阳盛生外热，阴虚生内热，内外皆热，故主为病温也。

尺不热，脉滑，曰病风。

按：风为阳邪，故病在阳曰风。而尺属阴，尺不热则阴不虚。脉滑为阴有余，阴有余于内，则阳不足于外，故阳虚多汗，而为病风也。

脉涩，曰痹。

按：涩为阳有余而阴血虚，血虚而寒湿杂邪客之，致血液不能充周肌肤，故麻木而病痹也。

人一呼四动以上曰死，脉绝不至曰死，乍疏乍数曰死。

按：四动则太过其甚，不至则不及其甚，乍疏乍数则乱甚，反常已极，故主死。

平人之常气禀于胃，胃者平人之常气也，人无胃气曰逆，逆者死。

按：谷入于胃，五脏六腑皆以受气。胃脉者，即呼吸五动，柔软和缓之常气也。脉无胃气，则水谷之精气已不至于太阴，而真脏脉独现，故为逆而主死也。

春胃微弦，曰平。

按：春脉者，如弦者。春脉者肝也，东方木也，万物之所以始生也，其气清虚以滑，端直以长，故曰弦，但宜于柔和之中。而具此脉象是为合时而为平人之脉，故曰春日浮如游鱼之在波，和缓自得，不内不外而在中也。又曰以春应中规，而其气软弱轻虚如规之圆也。

弦多胃少曰肝病，但弦无胃曰死。

按：弦多胃少，则水谷之精气至于肝藏者已少，故主肝病。若但见肝之真脏脉弦而无柔和之胃气，是胃中水谷之精气已不至于肝脏矣，人以胃气为本，故主死也。

胃而有毛曰秋病，毛甚曰今病。

按：毛乃肺脏脉象，今见于春木受金克，当主即病，因有柔和胃气，故至秋季金旺方能为病。若毛甚则金气乘木太过，故当木旺即病也。

脏真散于肝，肝藏筋膜之气也。

按：肝主春、主筋、主疏泄，春时五脏之精气皆散布于肝，而肝之所藏则人身筋膜之气也。

——《素问·平人气象论》

　　故春脉应清虚而滑，端直以长，而反此者病也。何如而反？其气来实而强，此谓太过，病在外；其气来不实而微，此谓不及，病在中。

　　按：春主发生，其气自内达外，故其气强实者主病在外，若其气来不实而微，此为藏气衰，不能应时生发，故主病在中也。

　　夫太过则令人善怒，忽忽眩[①]**冒而巅疾。**

　　按：脾藏意，意之所存谓之志，木太过则乘土而土病。土者脾也，脾藏意，意不存，故善忘。肝脉系目系，与督脉会于巅，肝气厥逆于上，故忽忽眩冒而巅疾也。

　　其不及，则令人胸痛引背，下则两胁胠满。

　　按：肝脉挟胃，贯膈布胁肋。肝主一阳初生之气，不及则精气不能流通于经脉所过之所，故痛而满也。

——《素问·玉机真脏论》

　　是故平肝脉来，软弱招招，如揭长竿末梢，曰肝平。

　　按：软弱柔和有如长竿末梢，象一阳初生，故曰平也。

　　春以胃气[②]**为本。**

　　按：四时之脉皆以胃气为主，如揭长竿末梢软弱柔和，此即肝藏得胃气之脉也。

　　病肝脉来，盈实而滑，如循长竿，曰肝病。

　　按：此即肝木太过如上文所载，当主眩冒而巅疾也。

　　死肝脉来，急益劲，如新张弓弦，曰肝死。

　　按：急劲如弦，则肝之藏气毕露而无柔和之胃气矣，故主为肝死也。

——《素问·平人气象论》

---

①　眩：原作"眩"，当为笔误，径改。

②　胃气：言脉有胃气之意。

真肝脉至，中外急，如循刀刃责责然，如按琴瑟弦，色青白不泽，毛折，乃死。

按：中外急如刀刃，如按琴瑟弦，全无软柔轻虚而滑之生象矣。青，肝本色也。白，肺色。夫色者，血之华也，今色青白，而白主金气刑木。而毛者，津液所润泽者也。色不泽，毛折，元真之气已绝矣，故主死也。

——《素问·玉机真脏论》

夏胃微钩，曰平。

按：夏脉如钩者。夏脉者，心也，南方火也，万物之所以盛长也，故其气来盛去衰，故曰钩。夫钩者，如火上炎，来盛而回还衰，有如钩也，但宜于柔和之中具此脉象方为平也。故曰夏日在肤，泛泛乎万物有余，其气充满而盛长也。又曰以夏应中矩，其气洪大方盛，如矩之方也。

钩多胃少曰心病，但钩无胃曰死。

按：钩多胃少，则水谷之精气至于心脏者已少，故主肝病。若但见心之真藏脉钩而无柔和之胃气，是胃中水谷之精气已不主于心藏矣，夏脉以胃气为本，故主死也。

胃而有石曰冬病，石甚曰今病。

按：石乃肾脏脉象，今见于夏，则火受水克，当主即病，因有柔和胃气，故至冬季水旺方能为病。若石甚，则水气乘火太过，故当火旺即病也。

脏真通于心，心藏血脉之气也。

按：心主夏，主血脉，夏时五脏之真气皆通于心，而心之所藏则人身血脉之气也。

——《素问·平人气象论》

故夏脉应来盛去衰如钩，而反此者病也。何为而反？其气来盛去亦盛，此谓太过，病在外；其气来不盛去反盛，此谓不及，病在中。

按：夏主盛长生发，阳气尽发越于外而阴气衰微，夫脉之来者为阳，去者为阴，故其脉来去俱盛者，阳盛在外，故主病在外；来不盛去反盛者，阴盛于内，故主病在内也。

夫太过则令人身热而肤痛，为浸淫。

按：诸疮痛痒，皆属于心，心火盛于外，则肺主之皮毛伤，故身热而肌肤为之痛。火盛携津液外泄，故为浸淫汗出，或疮疡破烂而流水也。

其不及则令人烦心，上见咳唾，下为气泄。

按：心主藏神，虚则神不宁，故烦心。脉从心系上肺，虚则邪火灼肺，故咳唾。心脉下络小肠，而小肠为心之府，脏气虚而下陷于府中，故气泄也。

是故平心脉来，累累如连珠，如循琅玕[①]**，曰心平。**

按：如美玉温润滑利，连绵相贯，表见于外，故曰平也。

夏以胃气为本。

按：四时之脉皆以胃气为本，如循琅玕而滑利，此即心脏得胃气之脉象也。

病心脉来，喘喘连属，其中微曲，曰心病。

按：喘喘连属，中曲，则心火炎盛而心神不宁矣，故主病也。

死心脉来，前曲后居，如操带钩，曰心死。

按：前曲后居，如操带钩，无柔和之胃气，故主死也。

真心脉至，坚而搏，如循薏苡子累累然，色赤黑不泽，毛折，乃死。

按：坚搏如循薏苡子，已无来盛去衰如循良玉温润滑利柔和之本体矣，且色黑赤兼见不泽、毛折，是水火元真之气已绝于外，故主死也。

——《素问·平人气象论》《素问·玉机真脏论》

长夏脉微软弱曰平。

按：长夏脾土主令，而土气软弱，故宜于柔和之中而具此微软弱之脉象方为平也。

弱多胃少曰脾病，但代无胃曰死。

按：脉以柔和为主，若柔弱太甚，则水谷之精气至于脾脏者已少，故主

[①] 琅玕：似珠玉的美石。

脾病。若脉动缓中止，曰代，代者正气虚，故脉不连属，中止是水谷之精气已不充周于脾脏矣，而脾主为胃行水谷之精气于五脏者也，脾虚极则五脏无以禀气，故主死也。

软弱有石曰冬病，弱甚曰今病。

按：石乃肾脏脉藏象，今见于长夏，是水反侮土，而土脉气平，故主冬水旺方能为病，若脾脉弱甚则不能制水，而水泛滥于土中，故主即病也。

脏真濡于脾，脾藏肌肉之气也。

按：脾主长夏，主肌肉，主输灌胃中津液于五脏，故长夏五脏之真气皆资濡于脾，而脾之所藏则肌肉之气也。

——《素问·平人气象论》

是故脾脉者土也，孤脏以灌溉四傍者也。其来如水之流者，此谓太过，病在外；如鸟之喙者，此谓不及，病在中。

按：脾脉柔和四布，方为平象，今主如水流涌涌而出，则脏气不藏，毕露于外，故主病在外。若如鸟之喙但闭藏而不四布，则湿气内蕴，故主病在内也。

夫太过，则令人四肢不举。

按：脾主升腾水谷之津液敷布于形身，而四肢者脾所主也，今脾脏湿土之气太过，则流于所主之肢节，故重而不举也。

其不及，则令人九窍不通，名曰重强[①]。

按：百体皆赖水谷以充周，饮食入胃，必由脾以输运津液荣养形身，上注空窍，今脾脉不及，则不能输运精气于九窍，九窍无气，故闭塞而不通，脾虚不能输胃津于四旁，则胃津益聚愈壅而不通，故为重强。

是故平脾脉来，和柔相离，如鸡践地，曰脾平。

按：脾主输布水谷之精气于四脏，故如鸡践地，柔和得宜，脉象四布也。

---

① 重强：沉重拘强也。

长夏以胃为本。

按：脉者，水谷之精气由脾而输之于肺，表见气口者也，今脉得柔和四布，此脾得胃气之本脉也。

病脾脉来，实而盈数，如鸡举足，曰脾病。

按：脾应柔和四布，今实而盈，有如鸡举足状，敛而不布，失其长度，故主病也。

死脾脉来，锐坚如鸟之喙，如鸟之距，如屋之漏，如水之流，曰脾死。

按：锐坚如鸟喙、鸟矩①，反柔和四布之常，如屋漏则不能灌溉，如水流则散而不聚，故主死也。

真脾脉至，弱而乍数乍疏，色青黄不泽，毛折，乃死。

按：弱则胃气不充，乍疏乍数，即如水之流，如鸟之喙。内则精气不能四布，而青为木色，黄为土色，今色见黄不泽、毛折，是木气乘土，土以败绝。外则精气不泽于皮毛矣，故主死也。

——《素问·平人气象论》《素问·玉机真脏论》

秋胃微毛曰平。

按：秋脉如浮者。秋脉者肺也，西方金也，万物之所以收成也，故其气来清虚以浮，来急去散，故曰浮，但宜于柔和之中具此脉象，方为平脉。故曰秋日下肤，蛰虫将去，盖以秋时阳气下降，阴气用事而微阳外浮，故其气来急者阴，去散者阳，而为浮也。又曰以秋应中衡，其气阳在外，阴在于内，如衡之平也。

毛多胃少曰肺病，但毛无胃曰死。

按：毛多胃少，则水谷之精气至于肺脏者少，故主肺病。若但见肺之毛浮而无柔和之胃气，是水谷之精气已不至于肺脏矣，故主死也。

毛而有弦曰春病，弦甚曰今病。

按：弦乃肝脏脉象，今见于秋，则木反侮金，故至春木旺方能为病。若

---

① 矩：应为"距"之误。鸟的爪后突出像趾的部分。

弦甚，则木气太过，互相克贼，故即病也。

脏真高于肺，以行荣卫阴阳也。

按：肺主秋，主气，为五脏之华盖，秋时五脏之真气皆高出于肺，而肺朝百脉以行人身荣卫阴阳，一日一夜五十营于周身，环转无端，而合天地之刻数也。

——《素问·平人气象论》

是故秋脉来应轻虚以浮，来急去散，而反此者病也。何如而反？其气来，毛而中央坚，两傍虚，此谓太过，病在外；其气来，毛而微，此谓不及，病在中。

按：秋主收降，故外则浮而散，内则现金之短而涩。有阴有阳，方为平脉，若中坚单现金之刚坚于内，内盛则外虚，故主病在外；若其气来毛而微，则虚阳外泄，中气内衰，故主病在中也。

夫太过则令人逆气而背痛，愠愠然。

按：肺主气与皮毛，肺之俞在背，故太过于内则肺主之气逆于外，则肺俞之背痛，愠愠然不舒也。

其不及则令人喘，呼吸少气而咳，上气见血，下闻病音。

按：肺主气，肺虚则胸中之宗气升降失宜，故令人喘、呼吸少气而咳。正气虚则邪火炽，故气随火上，血随火涌也，且下气不接而闻呻吟之病声也。

是故平肺脉来，厌厌聂聂，如落榆荚，曰肺平。

按：轻虚而浮，内尚实，如落外虚内实之榆荚，故曰平也。

秋以胃气为本。

按：四时之脉皆以胃气为本，如落榆荚，外虚内实，此即肺脏得胃气之脉象也。

肺病脉来，不上不下，如循鸡羽，曰肺病。

按：如循鸡羽之涩，不上不下，失轻虚以浮，来急去散之本象矣，故主肺病也。

死肺脉来，如物之浮，如风吹毛，曰肺死。

按：毛浮无根，全无胃气，虚阳外泄而不内守，故主死也。

真肺脉至大而虚，如羽毛中人肤，色赤白不泽，毛折，乃死。

按：太虚如以羽毛中人，虚浮无根，则其真阳外泄，真阴内竭，故主死。白，肺本色；赤，心火色也。火克肺金，而肺主皮毛，津液枯绝，不泽于皮毛，焉有生理乎。

——《素问·平人气象论》《素问·玉机真脏论》

冬胃微石曰平。

按：冬脉如营者，冬脉者肾也，北方水也，万物之所以收藏也，故其气来沉以搏，故曰营。夫营者，其气沉搏内实如营垒也，但宜于柔和之中，具此脉象方为平也。故曰冬日在骨，蛰虫周密，君子居室，其气封蛰闭藏也。又曰以冬应中权，脉气内实，如权锤也。

石多胃少曰肾病，但石无胃曰死。

按：石多胃少，则水谷之精气至于肾者已少，故主肾病。若但见肾之主真脏脉，石而无柔和之胃气，是水谷之精气已不至于肾藏矣，冬脉以胃气为本，故主死也。

石而有钩曰夏病，钩甚曰今病。

按：钩乃心脏脉象，今见于冬，则火反侮水，故至夏火得令方病。若钩甚，则火气太甚，互相克贼，故主即病也。

脏真下于肾，肾藏骨髓之气也。

按：肾主冬与骨髓，主受五脏之精而藏之，冬时五脏之真气皆闭藏于肾，而肾之所藏，则骨髓之气也。

——《素问·平人气象论》

故冬脉，其气来沉以搏，故曰营，反此者病。何如而反？其气来如弹石者，此谓太过，病在外；其去如数者，此谓不及，病在中。

按：冬主闭藏，五脏之真气皆潜蓄于内，庶足以应春生夏长之化机，若其气来如弹石，于外而不内应，故主病在外。若其气来如数一二三四之状，但内不外，则无气以外应，故主病在中也。

夫太过则令人解㑊[①]，脊脉痛而少气不欲言。

按：肾主闭藏，闭藏太过，则气不外布，而太阳膀胱为肾之表，阳气不舒，故令人身体不舒，而太阳经脉所过之脊脉痛，阳气不鼓，故少气而不欲言也。

其不及，则令人心悬如病饥，䏚[②]中清，脊中痛，少腹满，小便变赤黄。

按：不及则五脏之精气衰微，不能上承君火，心火无刺，故烦如病饥。肾位于䏚，虚则阳气不充，故䏚清而不温；肾脉贯脊，属肾络膀胱，虚则气不充周，故脊中痛；虚则不能施化，故小腹满而小便为之变色也。

是故平肾脉来，喘喘累累如钩，按之而坚，曰肾平。

按：喘累活动如钩，按之则坚而伸缩自如，方为肾之平脉。

冬以胃气为本。

按：四时之脉皆以有柔和之胃气为本，活动而坚，此即肾脏得胃气之脉象也。

病肾来，如引葛，按之益坚，曰肾病。

按：牵引坚实而无柔和之胃气，故主为肾病。

死肾脉来，发如夺索，辟辟如弹石，曰肾死。

按：坚急如夺索、如弹石，全无柔和之胃气，故主死也。

真肾脉至，搏而绝，如指弹石辟辟然，色黑黄不泽，毛折，乃死。

按：搏结如弹石，已失喘累如按钩，活动沉搏如营之本象矣，如无柔和胃气，故死。且色见黄黑，土邪侮水，毛枯则真气已绝，焉有生理乎。

————《素问·平人气象论》《素问·玉机真脏论》

真脏脉死期

夫见真脏脉即死者，何也？五脏者，皆禀胃中水谷之精气以资养，胃者，

---

① 解㑊：病证名。指肢体困倦，筋骨懈怠，肌肉涣散无力。《类经》卷十六："解，懈也；㑊，迹也。身体解㑊，谓不耐烦劳，行迹困倦也。"

② 䏚（miǎo）：指季肋下方夹脊两旁空软部分。

五脏之本也，五脏之精气不能自至于手太阴肺之寸口，必因于胃中水谷之精气乃至于手太阴也，故五脏各于其生旺之时（肝则主春，心则主夏，脾主长夏，肺主秋，肾主冬）各显其肝脉弦、心脉钩、脾脉软弱、肺脉毛①、肾脉石之脉象，应时而至于手太阴肺之寸口也。故五脏之邪气盛，则水谷之精气衰。故病甚者，胃中水谷之精气（即软弱柔和之脉象）不能与真脏之气俱至于手太阴肺之寸口，故真脏之脉气独见。独见者，病气盛于脏气而水谷之精气绝。人以胃气为本，脉无柔和之胃气，故主死也。是故肝属木，其真脏脉见，主死于庚辛金日；心属火，其真脏脉见，主死于壬癸水日；脾属土，其真脏脉见，主死于甲乙木日；肺属金，其真脏脉见，主死于丙丁火日；肾属水，其真脏脉见，主死②于戊己土日。故凡治病，察其形气色泽、脉之盛衰、病之新故乃治之，无后③其时。形气相得，谓之可治；色泽已浮，谓之易已。

四时脉候

脉从四时，谓之可治。脉弱以滑，是有胃气，命曰易治，取之以时。形气相失，谓之难治；色夭而不润泽，谓之难治；脉实以坚，谓之益甚；脉逆四时，为不可治，必察此上列四难而明告之。所谓逆四时者，春脉应微弦而反得毛浮之肺脉，夏脉应洪钩而反得沉石之肾脉，秋脉应毛浮而反得洪钩之心脉，冬脉应沉石而反得微弱之脾脉，且其至皆悬绝沉涩而无柔和之胃气者。命逆四时，未有真脏之脉形，于春夏阳气有余，脉应弦洪以应生长之气，而脉反沉涩；秋冬阴气有余，脉应短沉以应收藏之气，而脉反浮大，命曰逆四时也。他如病热脉应浮洪而反静，泄脉应微弱而反大，脱血脉应微涩而反实，病在中而脉实坚，坚则邪盛于内，病在外而脉不实坚者，为正虚邪盛，皆主难治也。是故五实死、五虚死。何谓五实？心主血脉，盛则心邪实；肺主皮毛，热则肺邪实；脾主输运，腹胀则脾邪实；肾开窍于二阴而主二便，前后

---

① 肺脉毛：原作"肺主毛"。

② 死：原文无，据医理补。

③ 后：延后、拖延之意。

不通则肾邪实；肝开窍于目而藏魂，闷乱昏瞀则肝邪实，此谓五实。脉细则心主之血脉衰微，皮寒则肺脏之精气不充，气少则三焦元气与心包之气皆虚，泄利前后则肾之精气下脱，饮食不入则脾胃败绝，此谓之虚，其有时而生者何也？

浆粥入胃，泄注止，则虚者活。

按：五脏皆赖水谷之精气以滋养，泄利则津液下夺，能食则胃气复，泄止则脏气固而虚者活也。

自汗①**，得后利则实者活，此其候也。**

按：自汗则在外之实邪散，得后泄则在内之实邪解，此其为得活之候也。

是故前以候前，后以候后，寸为阳主上，由寸而上竟上者，主胸喉中事也；尺为阴主下，由尺而下竟下者，主少腹腰股膝胫足中事也。

粗大者，阴不足，阳有余，为热中也。

按：脉粗大为阳气盛，阳盛则阴虚而生内热，阳盛则生外热，故粗大为热也。

来疾去徐，上实下虚，为厥癫疾。

按：脉由脏腑而达诸外为来，来者为阳，由外而入内为去，去者为阴，故来疾者阳有余也，去徐者阴不足也。上实则阳实于上，下虚则阴虚于下，阳气独治于上而无阴以和之，故发为癫疾也。

来徐去疾，上虚下实，为恶风②**也。**

按：来徐则阳气虚，阳者卫外而为固也，阳虚不能卫外则自汗出；去疾则阴气盛而生内寒，故为恶风也。

故中恶风者，阳气受也。

按：阳虚自汗，精气外泄，故中风为阳气受病也。

有脉俱沉细数者，少阴厥也。

按：沉细者，肾脉也；数者，阳火之脉也。沉细而数，为火郁水中少阴心肾，脏主水火，是知为少阴水火之气厥逆也。

---

① 自汗：《素问·玉机真脏论》作"身汗"。

② 恶风：恶厉之风。

沉细数散者，寒热也。

按：脉沉细属阴，数属阳，沉细而数散为阴中伏阳，故主寒热，有阴复有阳也。

浮而散者为眩仆。

按：浮为阳，浮而散为阳越于外，阳虚而无阴以和之，孤阳无依，故眩晕而跌仆也。

诸浮不躁者皆在阳，则为热，其有躁者在手。

按：浮脉属阳，浮为阳有余，故为热，若单浮则主足三阳受病；若脉浮而躁，则属手三阳受病矣。

诸细而沉者皆在阴，则为骨痛；其有静者在足。

按：沉属肾，细为肾气衰。肾主骨，虚则髓液减，故为骨痛。阴主静而阳主动，脉静故主在足；若躁则属阳，当属手少阴心病，主心痛矣。

数动一代者，病在阳之脉也，泄及便脓血。

按：脉动为阳，数为热，缓而中止为代，数则脉流急薄不相连属，故为代。热迫于下则泄，热伤阳络，血内溢，故便脓血也。

诸脉失柔和之胃气为过，故诸过者，切之涩者，阳气有余也。

按：涩脉属阴，涩者为血不足，故往来难，如刀刮竹也，血不足知由于阳有余也。

滑者阴气有余也。

按：滑脉属阳，往来流利曰滑，阴血有余，故脉滑也。

阳气有余为身热无汗。

按：阳主外，阳有余则阳盛于外，故身热；阳有余则阴不足。汗，阴液也，阳盛则阴液伤，故身热而无汗也。

阴气有余为多汗身寒。

按：阳者，卫外而为固也，阴有余则阳虚，阳虚不能卫外，故自汗出也；阴盛生内寒，故身寒也。

阴阳有余则无汗而寒。

按：天地之阴阳和而后雨降，人身之阴阳和而后汗出，若阳盛则生外热，阴盛则生内寒，阴阳各造其偏，互相争胜，故外则身热无汗，而内则栗栗而寒也。

是故推而外之，内而不外，有心腹积也。

按：内为阴，用指推脉向外，而脉偏于内动，故主内之心腹有疾也。

推而内之，外而不内，身有热也。

按：外为阳，用指推脉向内，而脉偏于外，故主外之身热也。

推而上之，上而不下，腰足清也。

按：上主阳，脉偏向上而不下交于阴，则阴气孤绝，故主腰足清也。

推而下之，下而不上，头项痛也。

按：下主阴，脉偏向下而不上承于阳，则孤阳无阴，故主头项痛也。

按之至骨，脉气少者，腰脊痛而身有痹也。

按：脉者，血之府也，长则气治，短则气衰。肾者主受五脏之精而藏之者也，今按之至骨而脉气少，则肾脏真气衰微，无以荣养形身，故麻木而痹也。肾主骨髓，脊者髓液所通会之道，肾虚则髓减，故脊痛；五脏之精气虚，无以荣养形身，故麻木而痹也。

——《素问·脉要精微论》

寸口脉证

是故寸口脉中手^①短者，曰头痛。

按：寸为阳，主上部之事，今脉见于寸口而短，则阳气厥逆，不下交于阴，故主上之头痛也。

寸口脉中手长者，曰足胫痛。

按：寸口长过于尺，则阳盛于阴，故主在下之足胫痛也。

寸口脉中手促上击者，曰肩背痛。

按：寸口脉短促而上击，不上不下，气不贯通，故主上中之肩背痛也。

---

① 中手：应手。

寸口脉沉而坚者，曰病在中。

按：沉为阴，主里，故脉沉坚主病在中也。

寸口脉浮而盛者，曰病在外。

按：浮为阳，主外，故脉浮盛主病在外也。

寸口脉沉而弱，曰寒热及疝疝少腹痛。

按：寸主阳，沉为阴，寸口脉沉弱则阳气虚微，阴阳相乘，阳陷于阴，故主寒热。若阳邪结于里阴，当主疝疝见于小腹而痛也。

寸口脉沉而横，曰胁下有积，腹中有横积痛。

按：寸主阳，其脉沉而横，为阳邪结于里阴，故主胁下腹中阴阳交会之处有横积而痛也。

寸口脉沉而喘，曰寒热。

按：寸为阳，沉为阴，今寸口沉喘，则阴气上逆于阳分，阴阳相薄，故主寒热也。

脉盛滑坚，曰病在外。

按：脉至数连属滑利曰滑，故滑为阳盛，滑坚则阳盛于外，故主病在外也。

脉小实而坚，曰病在内。

按：小为中气虚，实坚为阴邪盛，故主病在内也。

脉小弱以涩，谓之久病。

按：小为正气虚，涩为血不足，病久则气血衰，故脉气小弱，如刀刮竹而不和利也。

脉滑浮而疾者，谓之新病。

按：滑为阴有余，浮为阳有余，新病邪正相持，阴阳未伤，故脉滑浮而疾也。

脉急者，曰疝疝。

按：诸急者多寒，寒则血凝而不行，故主结为若有若无之疝聚，或止而不动之疝核也。

脉滑曰风。

按：滑为阴有余而汗自出，阴盛则阳虚，阳虚不能卫外，津液外泄，故病风也。

脉涩曰痹。

按：涩为血不足，故往来难而如轻刀刮竹，血不行则不能充周形身，故顽痹不知痛痒也。

脉缓而滑曰热中。

按：阴阳之脉皆盛大而和利曰缓，故诸缓者多热。又缓为脾脉，而脾主中宫，故脉缓而滑为湿热之气甚于中也。

脉盛而紧曰胀。

按：脉者，中焦受水谷之精气充周于形身，表见于寸口者也，寒则血凝而不行，故其脉盛大而紧。寒盛则津液凝泣而不行，故病胀也。

脉从阴阳，病易已；脉逆阴阳，病难已。

按：阳主外与六腑，阳病者，其脉应浮、洪、滑、大、盛、长；阴主内与五脏，阴病者，其脉应沉、细、微、弱。故阳病得阳脉者，为病在外之形身与内之六腑，而不兼内之五脏，内之五脏病而不兼乎六腑，则脏腑阴阳未至混乱克贼，故易治而已。若阳证见阴脉，阴证见阳脉，是脏腑内外皆病，故难已。

脉得四时之顺，曰病无他；脉反四时及不间脏，曰难已。

按：春脉微弦，夏脉微钩，长夏脉微软弱，秋脉微毛，冬脉微石，此为得四时之顺气，故虽病亦无他害。若春脉毛浮，夏脉沉石，长夏脉弦，秋脉钩洪，冬脉软弱，此为反四时之常。肝病传于所胜之脾，或逆传于肺，为不间脏；肝病传于所生之心，或逆传于肾，为间脏也，余类推。

臂多青脉，曰脱血。

按：心主血，心色主脉，其脉皆行于臂内，故血多则其络脉赤，今脱血则血少，故其色青也。

尺脉缓涩，谓之解㑊安卧。

按：尺脉主内，诸缓者多热，尺缓则内热。涩为血不足，内热血虚，阴阳不和，故身体懈惰不舒也。

尺热脉盛，谓之脱血。

按：脾主运动，安卧则脾气虚，其脉应微弱，今反盛大，为邪气内实，脾主统血，脾虚邪盛，故主脱血也。

尺脉涩滑，谓之多汗。

按：涩为阴血不足，故曰尺涩者风痹也。滑为阴气有余，血虚而风邪克之，致腠理不固，故多汗也。

尺寒脉细，谓之后泄。

按：尺以候肾，而肾开窍于二阴而主二便，故肾热则便闭而不通，肾寒则藏气不固而下泄。尺寒脉细，则肾阳衰于下，无以熏温三焦、腐化水谷，且下焦不固，故后泄也。

脉尺粗常热者，谓之热中。

按：尺里以候腹中，粗大者为阳，尺热者腹中热，尺粗常热，则热盛于腹之内外矣，故主热中也。

——《素问·平人气象论》

是故乳子而病热，其脉弦小者何如？手足温则生，寒则死。

按：病热，脉应洪大，今反弦小，阳证而见阴脉，是阴阳脏腑俱病，阳虚于外，阴盛于内。而诸阳起于手足，且手足者脾所主也，手足温则阳尚根于四肢，故主生；寒则脾胃水谷之精气已不至于诸阳，故主死也。

乳子中风病热，喘鸣肩息者，脉实大也，缓则生，急则死。

按：风火之热上熏肺脏则喘，脉实大者，邪气盛也，故有和缓之胃气可以调和而生，若急，则腑邪干脏，且胃气已绝，故主死也。

——《素问·通评虚实论》

妇人少阴脉动甚者妊子也。

按：十阳生于坎水之中，足少阴肾脏之阳即天一所生之真阳也，而少阴心为阳中之太阳。男者禀天地之阳气而生成者也，故尺以候肾，左寸之脉以候心，而神门者心之俞也，其脉动甚则阳气充，故主妊子也。

——《素问·平人气象论》

阴搏阳别谓之有子。

按：尺属阴，妇人以尺为主，尺脉搏结而不散，则肾藏之精气搏结；寸属阳，尺脉与寸脉相别而不同，故主妊子也。

——《素问·阴阳别论》

四时未有脏形，于春夏而脉沉涩，秋冬而脉浮大，名曰逆四时也。[①]

按：脉有逆从，四时未有真脏脉形，春夏主阳，脉应浮大，若春夏而脉反瘦小，秋冬主阴，脉应短沉，若秋冬而脉反浮大，命曰逆四时也。

病热脉静，泄而脉大，脱血而脉实，病在中脉实坚，病在外脉不实坚者，皆难治。[②]

按：风热为阳邪盛，脉应浮弦，若风热而脉反静；泄与脱血，为正气虚，脉应沉细，若脉反实；病在中，脉应沉实，若反虚浮；病在外，脉应浮，而反涩坚，皆难治，命曰反四时也。

——《素问·玉机真脏论》

人以水谷为本，故人绝水谷则死，脉无胃气亦死。所谓无胃气者，但得真脏脉象，不得柔和软弱之胃气也。

按：所谓不得胃气者，肝独弦，心独钩，脾独弱，肺独浮，肾独石，而无柔和之胃气也。

太阳脉至，洪大以长。

按：象三阳之盛也。

少阳脉至，乍疏乍数，乍短乍长。

按：象一阳初生，有阴复有阳也。

阳明脉至，浮大而短。

按：象阳盛大而衰，阴渐用事也。

——《素问·平人气象论》

———————————

① ② 原文无，据文意补。

24

太阳脏独至，浮大以长，厥喘虚气逆，是阴不足阳有余也，表里当俱泻，取之下俞[①]。

按：阳盛则阴虚，阴虚故厥；阳盛则气逆于上，故喘。太阳膀胱与少阴相为表里，故取其表里在下之俞穴以泻其盛气也：膀胱俞束骨（足小指本节后陷中）、肾俞太溪（足内踝后动脉）。

阳明脏独至，浮大而短，是阳气重并也，当泻阳补阴，取之下俞。

按：阳并则阴虚，故宜泻阳补阴。阳明胃与太阴脾相为表里，故取其表里在下之俞穴以泻其盛气也：胃俞陷谷（足次指上行二寸陷中）、脾俞太白（足大指内侧核骨下）。

少阳脏独至，是厥气也，跷前卒大，取之下俞。

按：少阳主一阳初生之气，故其气有阴复有阳，乍疏乍数，乍短乍长，滑而不实，独至而无胃气以和之，是少阳厥逆。少阳取于足小指次指，循外踝之前，上行阳跷之前。其经气厥逆，故卒大也：胆俞临泣（小、次指上半寸陷中）。

少阳独至者，一阳之过也。

按：少阳主一阳初升之气，独至而无胃气以和之，故主为一阳之太过也。

太阴脏搏者，用心省真，五脉气少，胃气不平，三阴也，宜治其下俞，补阳泻阴。

按：太阴之脉本沉细，但少阴之脉亦沉，今搏则沉伏而鼓动，用心省之，则见五脉之脉气少，胃气不平。夫脾为胃行津液于五脏者也，脾病不能输精气于五脏，五脏失养，故脉气少而气口无和平之胃气也。可知沉而石者属肾，若伏鼓者，则属脾也，盖太阴主开，且行气于三阴，故于沉之中，尚具鼓动之象，非若少阴主合与蛰藏，但沉不浮也：脾俞太白（足大指内侧腕骨下）、胃俞陷谷（足次指上行二寸）。

一阳独啸，少阳厥也。

按：乍疏数短长，滑而不实，乃少阳之脉象，今曰独啸，即非太阳、阳

---

① 下俞：足经下部的腧穴。

明之浮洪，知为少阳初生之阳厥逆于上也。

阳并于上，四脉争张，气归于肾，宜治其经络，泻阳补阴。

按：人身阴阳水火二气皆藏于肾，故必阴气上升，阳气下降，阴阳和翕，方为平人。若阳气独并于上，以至胃与大肠小肠膀胱四阳脉争张，有如经文所载，阳并于上乃狂及头痛巅疾等证，故必使阳气归于肾，庶阴阳和翕，不致亢甚为害也。治用泻阳之正经、补阴之支络，以损有益而益不足耳。其应刺之经穴，临病酌取。

一阴至，厥阴之治也，真虚㾓心，厥气留薄，发为白汗，调食和药，治在下俞。

按：厥阴，心包与肝也，主治木火，故其脉之至也应弦，今得微缓，则其真气虚，心为之酸痛，火虚不能制金，金无制则乘木，故厥气薄留，发为白汗。白者肺色也，心液为汗，虚则其色不能化精，故白汗者，真虚也。真虚，非针可以补益复常，故宜调食和药，治其在下之俞穴也：肝俞太冲（足大指上三寸动脉）。

故曰，太阳脏何象，象三阳而浮也；又曰，太阳之主也大而长。少阳脏何象，象一阳也；又曰，少阳之主也大而浮。阳明脏何象，象大浮也；又曰，阳明之主也短而涩。太阴脏搏，言伏鼓也；又曰，太阴之主也其脉沉。厥阴之至也，其脉弦。

——《素问·经脉别论》

人迎脉口症治

若夫人迎者，胃之大动脉也，胃为水谷之海，五脏六腑之大源，而胃主行气于三阳，三阳之盛衰皆候于人迎，故人迎一盛，病在足少阳，当泻胆补肝：胆井窍阴、原丘墟、经阳辅、入天容、络光明；肝井大敦、经中封、结玉堂、络膻中、标肝俞。一盛而躁，在手少阳，当泻三焦，补心包：三焦井关冲、原阳池、经支沟、入天牖、络外关、标丝竹空也；心包本内关、标天池。皆二泻一补，日一取之。

人迎二盛，病在足太阳，当泻膀胱补肾：膀胱井至阴、原京骨、经昆仑、入天柱、络飞扬；肾井涌泉、经复溜、结廉泉、标肾俞。二盛而躁在手太阳，当泻小肠补心：小肠井少泽、经阳谷、合小海、入天宗、络支正、郄养老、标攒竹；心俞神门、标背心俞，皆二泻一补，二日一取之。

人迎三盛，病在足阳明，当泻胃补脾：胃井历兑、原冲阳、合三里、络丰隆；脾井隐白、经商丘、结中腕、络三阴交、标脾俞。三盛而躁在于阳明，当泻大肠补肺：大肠井商阳、原合骨、经阳溪、入扶突、络偏历、合曲池、标头维；肺本太渊、标天府，皆二泻一补，日二取之。

故人迎盛则阳有余，宜泻之；虚则为寒，宜补之；紧则为痛痹，宜取之肉分；代则乍甚乍间，可取血络，且饮药；陷下者，为血结不行，可灸之；不盛不虚者，可以本经取之，而不兼取乎藏也。

是故脉口一盛，病在足厥阴，当泻肝补胆，穴详前。一盛而躁在手厥阴，当泻心包补三焦，穴详前。脉口二盛，病在足少阴，当泻肾补膀胱。二盛而躁在手少阴，当泻心补肾。皆二补一泻，二日一取之。脉口三盛，病在足太阴，当泻肝补胃，穴详前。三盛而躁在手太阴，当泻肺补大肠，穴详前。皆二补一泻，二日一取之。必切而验其脉之盛衰在于何经，盛而静则取足经，盛而躁则取之手经，必使其经气归于和平而后止针也。

故气口盛则阴有余，胀满、寒中、食不化，宜泻之。虚则生内热，而热中、出糜、大便溏泻、少气、溺色变，当补之。紧则寒邪客于脏腑经络，而为痛为痹，当先刺而后灸之。代则气血不流利故乍痛乍止，取血络而后调之。陷下则徒灸之而不可用针，陷下者血结于中，中有着血，血寒故宜灸之。不盛不虚者当以正经取之而不兼取乎腑也。

脉口四盛且大且数名曰溢阴，溢阴为内关，内关不通，死。人迎与脉口俱盛四倍以上曰关格，命曰阴阳俱溢。如是者，不用针刺泻其有余补其不足而开之则血脉闭塞，气血不行，流淫于中，五藏内伤而死矣。

凡候此者，下虚则阳气不交于阴而足为之厥，下盛则阴虚而足心为之热；上虚则阳气不充而目为之眩，上盛则阳气洋溢而为热为痛。故脉沉石者，宜用针决而止之，脉虚者，宜用针引而起之也。

故大数曰盛则徒泻之，虚则徒补之。紧则为寒，宜灸刺而饮湿药；陷下则徒灸之，宜引导其气血；不盛不虚则取之正经而不兼取手他经。脉急则为寒，宜引导阳气；脉大以弱为虚，宜安静休养，勿再荣动，通其荣俞使之归于和。此以气口人迎而候脏腑盛衰之病情也。

三部九候及脉证

是故部各有三，曰天地人，每部有三候，曰上中下，三而三之成九，各曰三部九候。

故下部天以候肝：足厥阴肝，足腑上太冲穴动脉也；下部地以候肾：足少阴肾，内踝后太溪穴动脉也；下部人以候脾胃之气：足阳明胃，足跗上太冲上冲阳穴动脉，即《金匮》所谓趺阳脉也。

中部天以候胸中之气：手太阴肺，两手气口动脉也；中部人以候心：手少阴心，两手掌内神门穴动脉也；中部地以候胃：手阳明大肠，两手合骨阳溪间动脉也。

上部天以候头角之气：两额之动脉，足阳明、少阳、阳跷诸阳之会，大迎、头维、悬颅、临泣、曲鬓等穴分也，故动甚则主阳气厥逆于上而为头痛；上部地以候口齿之气：两颊之动脉，足阳明阳跷之会，大迎、地仓等穴分也，故动甚则为口疮齿痛；上部人以候耳目之气：耳前之动脉，足阳明少阳之会，听会、上关、下关等穴分也，动甚则耳鸣目痛。此由上中下三部九候以诊病也。

至若厥阴风木胜气为病，木胜乘土，脾胃受邪，当诊足跗上五寸动脉胃原冲阳，其脉不至者死。少阴君火少阳相火胜气为病，火胜乘金，肺金受邪，当诊腋下臂内三寸动脉，肺脉所发天府，其脉不至者死。太阴湿土胜气为病，土胜乘水，肾水受邪，当诊足内踝后上动脉肾俞太溪，其脉不至者死。少阴肾水胜气为病，水胜乘火，君相二火受邪，当诊手指掌下锐骨端动脉心俞神门，其脉不至者死。

故形盛脉细，少气不足以息者危。

按：形盛脉病，是为行尸。

形瘦脉大，胸中多气者死。

按：形瘦则精气衰，脉大则邪气盛，故主死。

形气相得者生^①。

按：形衰者脉应衰，形盛者脉应盛，故主生也。

参伍不调者病。

按：参伍不调，则大小疾徐毫无一定，故主病也。

三部九候皆相失者死。

按：上中下三部皆一致方为平人，今相失而不相得，故主死也。

上下左右之脉相应如参春^②者病甚。

按：脉如参春则乱甚，故主病甚。

上下左右相失不可数者死。

按：上下左右之脉至数错乱不可名状，故主死。

中部之候虽独调，与众脏相失者死。

按：中部虽调而上下二部不能一致，且与众脏相失而不相得，故主死也。

中部之候相减者死。

按：中焦为生化之源，中部减则中气虚，虚则五藏六府无受气，故主死也。

目内陷者死。

按：诸脉者皆属于目，脏腑之精气皆上注于目，故目者神之舍、五脏六腑之大主也，目内陷则精气绝，而神失所守矣，故死。

是故察九候，独小者病，独大者病，独迟者病，独疾者病，独热者病，独寒者病，独陷下者病。

按：独小者正气虚，独大者邪气盛，独迟者虚且寒，独疾者邪气实，独热者阳气盛，独寒者阴邪盛，独陷下则精气已不充于经络，上列主脉均无中和之胃气，故皆主病也。

---

① 生：原作"主"，当为笔误，径改。
② 春：原作"椿"，据医理改。《诊家正眼》曰："参春者，实大有力，加杵之春，故曰病甚。"

29

当足外踝前五寸下廉下以手按之，诊察胃气之盛衰。其应过五寸以上，软弱柔和微动者不病，其应中手浑浑太过者病，中手徐徐然不及者病，其应上不能至五寸，弹之不应手者，为胃气已绝，主死。

按：此即冲阳上胃府动脉，张注指为太阳，非。

是以脱肉身不去者死。

按：胃主肌肉，肉脱则胃中水谷之精气已不充于形身，乃病不去，身则精绝邪盛，焉能生乎？

中部乍疏乍数者死。

按：中焦为生气之源，脉疏为阴，数为阳，乍疏乍数则阴阳混乱，致宗气营气卫气皆失其常度矣，故主死。

其脉代而钩者，病在络脉。

按：钩为心脉，夏时阳气盛大溢于经络，故夏病在络脉，病则心火不能生脾土，脾虚则血脉不充，致其行次失常中止而代，故脉代而钩者当主病在心，主之络脉也。

夫九候之相应也，上下若一，不得相失。一候后则病，二候后则病甚，三候后则病危。所谓后者，应不俱也。

按：诊三部九候以候人身脏腑阴阳气之盛衰，故一部不能与众部俱应则病，若有二三部不能与之俱应，则主病甚而危矣。

察其病在何脏何腑以决生死之期，必先知四时各脏腑之平常正脉，若夫真脏之脉见者，至其胜克之日当主死也。

足太阳气绝者，其足不可屈伸，死必戴眼。

按：太阳主筋，气绝故筋强不可屈伸，太阳脉起于目内眦，太阳为目上纲脉，气绝故上纲缩而目上视如戴也。

是故冬主阴而夏主阳，九候之脉皆沉细悬绝者为阴，主冬，故以夜半死。

按：脉见阴盛而阳绝，故主死于夜半阴极之时也。

盛躁喘数者为阳，主夏，故以日中死。

按：脉见阳盛而阴绝，故主死于日中阳极之时也。

寒热病者，以平旦死。

按：寒病发于阴，热病发于阳，阴主内而阳主外。阴出与阳争，阴盛则阳极之时也，则恶寒；阳入与阴争，阳盛则恶热；阴阳互乘则病寒热，故主死于平旦阴阳两分之时也。

热中及热病者，以日中死。

按：阳盛于内则阴虚而热中，阳盛于外则身热，故热病当主于日中阳极之时也。

病风者，以日夕死。

按：风者，厥阴肝木主之，木病故死于申酉金旺时也。

病水者，以夜半死。

按：水者少阴肾藏主之，故病水者当主死于亥子水旺时也。

其脉乍疏乍数，乍迟乍疾者，日乘四季死。

按：胃为水谷之海，五脏六腑之大源，而胃主行气于三阳，脾主行气于三阴。脉见乍疏数迟疾，则脾胃水谷之精气已散乱败绝，故病辰戌丑未属土之日也。

形肉已脱，九候虽调，犹死。

按：形肉者，水谷之精气所灌输充周者也，故五味入口以养形，五气入口以益气，而形归气，气生形，生生不已。今脾胃所主之肌肉脱，则水谷之精气已不泽于形身，人以胃气为本，故九候之脉虽调，亦不免于死也。

七诊[①]**虽见，九候皆从者不死。**

按：大小、疾迟、寒热、陷下此七诊也，虽见七诊，而上中下九候皆一致相从，尚可以调其偏而归于和平则免于死也。

所言不死者，盖言风气之病及经月之病，似七诊之病而实非也，故言不死。若有七诊之病，其脉候至于败绝者亦主死矣，其死必发哕噫。

按：五脏六腑皆禀气于胃，胃绝则脏腑无以禀气，故胃败而其脉斯败矣。经曰：胃败者，其声哕。心病为噫，心主脉，胃败绝，故死发哕噫也。夫哕者，即近所谓塞呃；噫者，伤痛呻吟之声也。

必审问其所始病，与今之所方病，而后各切循其脉，视其经络浮沉，以

---

① 七诊：原作"七胗"，据医理改，下同。

上下逆从循求脉状，其脉疾者不病，其脉迟者病，脉不往来者死，皮肤著者死。

按：皮肤沉也，故以上下逆从而察其脉，失察者病。夫形归气，气生形，形气绝则肌肉消而皮肤着于骨矣，故主死也。

经病者治其经，孙络病者治其孙络血，血病身有痛者治其经络。其病在奇邪，奇邪之脉则缪刺之。留瘦不移，节而刺之。①

按：其可治者，经病者治其正经，孙络病者治其孙络之结，而血者刺之，血痛取左则缪而刺之，邪气留着不移则刺邪之所在之关节。

上实下虚，切而从之，索其结络脉，刺出其血，以见通之。②

按：上实者阳实也，下虚者阴虚也，切其病在何经，索其络脉之结，而血者刺之见血以通其气。

瞳子高大者，太阳不足；戴眼者，太阳已绝，此决生死之要，不可不察也。

按：足太阳之脉起于目内眦，手太阳之脉上颊至目锐眦。其支者抵鼻至目内眦，故太阳之精气衰则目系纵、瞳子高大。又，目之上纲亦属太阳，故太阳之精气绝，则目系纵而上纲缩，故眼如戴也。手太阳起于手小指外关穴，手外踝上阳谷穴，皆可留针补之，以望其精气之复也。

——《素问·三部九候论》

夫邪气盛则脉实，精气虚则脉虚，故气虚者，肺虚也。

按：肺主气，肺虚则气不足以呼吸而短少。

气逆者，足寒也。

按：阳气厥逆于上，不下交于阴故足寒。

非其时则生，当其时则死，余脏皆如此。

按：春夏阳有余，故足寒为逆，主死；秋冬阴有余，足寒为从时，故主生也。

所谓重实者，言大热病，气逆脉满也。

按：气为阳主外，血为阴主内，气热脉满邪盛于内外矣，故为重实。

---

① 此为《内经》原文，原书无，据文意补。
② 此为《内经》原文，原书无，据文意补。

所谓经络皆实者，是寸脉急而尺脉缓也，皆当治之。

按：寸为阳，主经，急则多寒；尺为寒，主络，缓则多热。夫寸阳尺阴，平人脉也，今见寸阴尺阳，是邪实于经络矣。

故滑则从，涩则逆。

按：滑利则气血流利，故从；涩则气血衰竭，故逆。

所谓络虚经满者，脉口热而尺寒也。

按：寸主经热则为实，尺主络寒则为虚，故寸热尺寒者，知为经实而络虚也。

所谓经虚络满者，尺脉满，脉口寒涩也。

按：尺主络，尺脉热满，故主络满；寸主经，脉口寒涩，故主经虚。

故络虚者，秋冬为逆，春夏为从。经虚者，此春夏死，秋冬生也，皆当治主病者。

按：寸为阳，主经，春夏阳有余，故寸虚则死；尺为阴，主络，秋冬阳应不足，故主生也。

故络满经虚，当用灸以泻阴，用针以补阳。经满络虚，当用灸以泻阳，用针以补阴。

所谓重虚者，脉气上虚、尺虚，故气虚者，言无常也。

按：血虚则脉虚，阳虚则上虚，阴虚则尺虚，故宗气虚则气不承接而语言无常也。

尺虚者，行步恇然。

按：尺虚则阴虚，而肾者至阴也，肾虚则五脏之阴皆虚而精气不充、髓液枯涸，故行步则恇^①然若盲也。

脉虚者，不象阴也。

按：脉者，中焦受水谷之精气而变见于寸口者也，脾胃水谷之精气不敷布于太阴，故脉虚者不象太阴之脉伏而鼓，但现软弱之象也。

如此，滑利生，涩则死。

---

① 恇：原作"眶"，据医理改。

按：脉者，血之府也，长则气治，短则气病，故气治则阴阳和翕而脉往来流利而滑，故主生，气病则脉泣涩而不行，故主死。

故寒气暴上，脉满而实者，滑则生，实而逆则死。

按：太阳寒水之气暴逆于上，则脉流薄疾而满实者，故滑则阴阳之气尚和利，故主生，若涩则血气泣塞不通矣，故主死也。

脉实满，手足寒，头热者，春秋则生，冬夏则死。

按：脉实满、头热，此阳气之厥逆于上也，手足寒则阴盛于内矣。故春秋阴阳之气交互，故可调和而生矣。若冬则偏于阴，夏则偏于阳，阴阳各偏盛，故主死也。

脉浮而涩，涩而身有热者死。

按：浮为阳越于外，涩为阴虚于内，若涩而身热，是阳脱于外而阴绝于内矣，阴阳脱离，故主死也。

所谓其形尽满者，脉急大坚，尺涩而不应也。

按：诸急满而寒，脉急而大坚，则寒气充于形身矣；尺涩不应，则水火之元真已不升矣。

如是者，故手足温则生，寒则死也。

按：手足为诸阳之会，又足太阴脾所主也，故温则阴阳尚可调和以复其真，若寒则阴独盛，生阳之气绝，故主死也。

是故肠澼便血者，身热则死，身寒则生。

按：肠澼下白沫者，脉沉则生，脉浮则死。肠澼便脓血者，脉悬绝则死，滑大则生。肠澼之属，身不热，脉不悬绝，滑大者生，悬涩者死，以脏期之。论治详后。

是故病癫病而脉搏大滑者久自已，脉小急者死，不治。

按：故癫疾之脉虚则可治，实则死。论治详后。

故病消瘅者，脉实大，病久可治，脉小坚，病久不可治。论治详后。

春时阳气初升，其病在经络，治在经络。夏时阳气在于肌肤，其病在经俞，治在经俞。秋时阳气下降，故秋病当治六腑之合也。冬则阳气闭藏，可用药以潜阳而少针灸以泻气也。

凡治消瘅、仆击、偏枯、痿厥、气满发逆，肥贵人，则高梁之疾也。

按：高梁益胃，胃有益则热中而津涸，故发为消瘅；胃热火盛则阴虚而眩冒，故发为仆击；胃热则津液衰灌溉不周，发为偏枯；胃热熏肺则肺热叶焦，发为痿厥；胃热则胸中之气满而上逆。故凡肥贵人则得诸过于高梁之疾，而当万应丸等以去其积，而后可至于和平也。

隔塞闭绝，上下不通，则暴忧之疾也。

按：忧思则伤脾，脾居中宫，主输运水谷之精气于四旁，脾病则输运失常，以致三焦隔绝闭塞不通也。

不从内、外中风之病，故瘅留著也。跖跛①，寒风湿之病也。

按：风伤卫，卫伤则汗自出。夫汗者水谷之精气也，汗出多则津液枯，故瘦而风邪不易去，留着于肌腠之间也。湿之中人也，下先受之，故跖跛者风寒湿之所伤也。

黄瘅暴痛，癫病厥狂，久逆之所生也。

按：脾胃之气逆，则郁热而病黄瘅，脏腑之气逆则暴痛，阴气厥逆则病癫，阳气厥逆则病狂。

五脏不平，六腑闭塞之所生也。

按：五脏六腑相为表里，其精气互相贯输环转无端，六腑主受盛、传化、疏泄者也，若一有闭塞则脏有所伤，即有所偏盛而五脏之气即有不平矣。

头痛耳鸣，九窍不利，肠胃之所生也。

按：足阳明起于鼻，挟口，环唇，过颊车，上耳前，至额颅；手阳明大肠之脉，其外者从缺盆上颈，贯颊，入下齿，挟口，交于人中，左右挟鼻孔，与足阳明合。故二经之气厥逆，其经脉所过之头为之痛，耳为之鸣。且胃为水谷之海，五脏六腑之大源，而九窍者，皆为水谷之精气所灌注者也，今胃病则不纳食而脏腑无以秉，肠病则不能传道水谷而化物，使出致九窍，无气以充周，致皆病为之不利也。

——《素问·通评虚实论》

———————————

① 跖跛：足部病变而致跛行。

是故脉至浮合，一息十至以上，是经气予不足也，微见九十日死。

按：脉至如浮波之合，来去无根，正虚盛矣。且数至一息十至以上，邪盛极矣，正虚邪盛，故主死。期于九十日者，九者阳数之极，十者阴数之终也。

脉至如火薪然，是心精之予夺也，草干而死。

按：脉主如火薪然，来盛去衰，则脏气不藏，虚炎已极。夫五脏主藏精者也，而心为君主之官，心精既夺，无以予所生之土，则所生无气以制所胜，故至冬水旺而死也。

脉至如散叶，是肝气予虚也，木叶落而死。

按：轻虚而滑，端直以长，肝本脉也，今虚如散叶飘零，则脏气太虚无以予所生之火而制所不胜之金，故死于金旺时也。

脉至如省客，省客者，脉塞而鼓，是肾气予不足也，悬去枣华而死。

按：活动如钩，来沉以搏，肾本脉也，今脉至如省客之状，暂去暂来，忽闭塞忽动，是肾无气予所生之木而制所不胜之土，而死于长夏土旺时也。

脉至如丸泥，是胃精予不足也，榆荚落而死。

按：柔和滑和，胃本脉也，今脉至丸泥凝涩，全无活利之象，是胃无精以予所生之精而制所不胜之木，故死于木旺之时也。

脉至如横格，是胆气予不足也，禾熟而死。

按：脉至如横格，夫肝脏轻虚而滑，端直以长之本象也，是肝无气以予所生之火而制所不胜之金，故死于秋间金旺之时也。

脉至如弦缕，是胞精予不足也，病善言，下霜而死，不言可治。

按：心包主脉，代心主行令，敷布血脉于形身。而胞者，主藏精血者也，其络系肾与冲任之脉会，上行至舌下，系舌本。今脉细如弦缕，是精气虚[①]而胞精予不足也。善言者，心脏虚而神志不宁也，故死于冬间水旺时也。不言者，神去乱故，可治也。

脉至如交漆，交漆者左右傍至也，微见三十日死。

---

① 虚：原无，据文意补。

按：阳主外，故外以候阳；阴主内，故内以候阴。今脉不由中，行至左右傍至，若交漆之状，是阴阳混乱矣。经曰阴阳交者，三十者阴阳交会之日也。

脉至如涌泉，浮鼓肌中，太阳气予不足也，少气味，韭英而死。

按：如涌泉外出，浮鼓肌中，是太阳气予不足也。太阳标阳本寒，阳为火为气[①]，阴为水为味，少气味者，是太阳之标本俱虚，无气生木，故死于木生时也。

脉至如颓土之状，按之不得，是肌气予不足也，五色先见黑，白垒发死。

按：脾主肌肉，今脉至颓土，去而不来，下而不上，且按之不得，失柔和四布之本象，是主肌肉之气不足也。脾色黄，今五色先见则五脏真气外泄。黑者，土乘水而水色外脱也；白者，土无气生金，金色外脱也，故主死。

脉至如悬雍，悬雍者，浮揣[②]切之益大，是十二俞之气予不足也，水凝而死。

按：悬雍者，形如悬瓮也，浮揣切之益大者，悬瓮状也。夫经俞之气，阴阳环转不休，今脉形如悬雍，浮大无根，阴阳脱离，是十二俞之精气不足，互相充周，故主冬水凝时则有俞气益凝泣而不通，故主死也。

脉至如偃刀，偃刀者，浮之小急，按之坚大急，五脏菀热，寒热独并于肾也，如此其人不得坐，立春而死。

按：脉至如刀口，浮之小急，按之坚大急，夫小为正气虚，坚大则邪盛，急为多寒，正虚邪盛则五藏菀而为热。肾主受五脏之精而藏之，其脉应柔和沉石，今得此脉，为五脏寒热之气独并于肾，故精气不藏，神志不守，故跃跃欲起不欲坐也。肾脏败绝，不能生木，故死于春也。

脉至如丸，滑不直手，不直手者，按之不可得也，是大肠气予不足也。

按：脉至如丸滑圆利，不中手失金，应轻虚以浮之本体矣，是大肠庚金

---

① 为气：原无，据医理和文意补。

② 揣：原作"喘"。

无气予其所生之水而制所不胜之火，故主火旺而死也。

脉至如华者，令人善恐，不欲坐卧，行立常听，是小肠之气予不足也，季秋而死。

按：脉至如花之轻微，失心腑来盛去衰之本体，府气不足则心藏亦虚不宁，有所疑惧，故行立常听。小肠火虚无气予所生之土，故至季秋金旺生水时即死也。

——《素问·大奇论》

脉软精微，是故心脉搏坚而长，当病舌卷不能言，其软而散者，当消环自已。

按：脉动搏结而不散如豆动曰搏，今心脉搏坚而长，则心气凝结而不行，故致心主之舌强劲不能言，心脉本来盛去衰，故软散虽为虚，而环转之间即可已也。

肺脉搏坚而长，当病唾血，其软而散者，当病灌汗，至令不复散发也。

按：搏坚为邪气盛，长为阳有余，今肺脉搏坚则邪气凝于肺脏结而不散，长则阳邪盛，而肺主行气于营卫，阴阳邪聚于肺而阳邪客之血泣不行，故病唾血。而肺主皮毛，软散者为虚阳，虚不能卫外故汗出如灌，虽至令不可复行发散也。

肝脉搏坚而长，色不青，当病坠若搏，因血在胁下，令人喘逆。其软而散者，当病溢饮，溢者渴暴多饮而易入肌皮肠胃之外也。

按：肝主藏筋膜之气，今脉见搏坚而长，色青则主脏气太过，若色不青当主因坠与精血聚于胁下，痛而喘逆。肝脉本当微弦，若软散为虚，肝虚不能制土，则湿土之气盛，湿盛化热，故水精不上升以润五脏，故渴饮；土得水而益聚，故泛滥于形身而为肿也。

胃脉搏坚而长，其色赤，当病折髀，其软而散者，当病食痹。

按：胃脉本柔和，今得搏坚而长则太过甚，故色赤当主胃脉所过之髀折血聚不行，故搏坚长也。若软散则为虚，不能化输水谷，故当病食痹也。

脾脉搏坚而长，其色黄而赤者，当病折腰，其软而散，色不泽者，当病

足胕肿若水状也。

按：脾脉本柔弱伏鼓，今得搏坚而长，其色黄赤当主脾脉所过之腰折，血聚不行故见色脉也。若软散则为虚，脾虚不能制水，故水溢于下而足胕为之肿也。

肾脉搏坚而长，其色黄而赤者，当病折腰，其软而散者，当病少血，至令不复也。

按：肾脉本沉石，今得搏坚而长，其色黄赤当主肾主之腰折，血聚不行，故见于色脉也。若软散为虚，而肾者主受五脏之精而藏之者也，肾虚则津液不化，故当病少血，虽当得令之季亦不能复其形身之血而体为之壮也。

故诊得心脉而急，病名曰心疝，少腹当有形也。

按：心为牡脏，小肠为之使，今脉急则寒邪客之，血凝不行，故少腹当有形也。

胃脉实则胀，虚则泄。

按：胃脉实则气盛于中，津液不行则胀，虚则阳气下陷而后泄。其病成而变何如？

风成为寒热。

按：风木乘于中，清阳不舒故发为寒热。

瘅成为消中。

按：胃阳有余则善消水谷而形益瘦，故瘅成为消中。

厥成为巅疾。

按：胃阳厥逆于上，故疾头痛而巅疾。

久风为飧泄。

按：木邪乘于土中，久不复常故病泄。

脉风成为疠。

按：风木之气乘于血脉之中，致皮肤不仁，故发为疠。病之变化不可胜数。

故诸厥筋挛骨痛，此皆感受寒气八风之变也，此四时之病，各以其所胜治之愈也。

是故有故病五脏发动，因伤脉色，各何以知其久暴至之病乎？征其脉小色不夺者，新病也。

按：病日浅，故色脉亦未甚乘。

征其脉不夺其色夺者，此久病也。

按：色为气血之精华，故色败主病久也。

征其脉与五色俱夺者，此久病也。

按：色脉俱败，故主为久病。

征其脉与五色俱不夺者，新病也。

按：色脉未败，故主为新病。

肝与肾脉并至，其色苍赤，当毁伤，不见血，已见血，湿若中水也。

按：肝脉软弱而弦，肾脉沉，今脉软弱沉俱现，若色苍赤，当主因毁伤不见血。已见血而见此脉象，当主木虚不制土。湿土之气混合水气，有如《金匮》所云：沉主骨，弱主筋，当历节，黄汗出也。

——《素问·脉要精微论》

余记内外良方

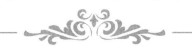

原 著 清·余道善

整 理 梁 玲 聂 坚

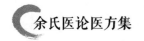

内容简介

　　《余记内外良方》共包括药性、外科要方、内科要方三个部分，其中药性部分介绍了 30 余味地方中草药的性味功效及部分药物的使用方法，还介绍了 8 对属"十八反""十九畏"药对的特殊使用方法。外科要方和内科要方部分共介绍 100 余个临床经验处方，多数方子不仅有详细的组成、剂量等使用方法，还有辨证经验总结，具有一定的理论和临床价值。

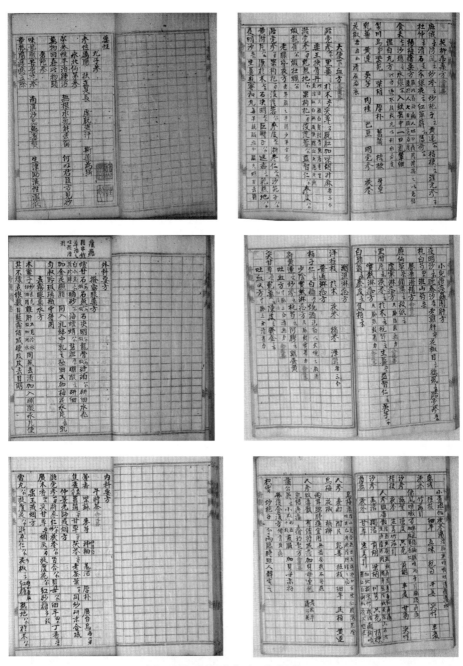

《余记内外良方》部分书影

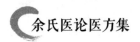
目 录

药　性

九子参^①

　　性甘和中，能提下陷之气，药中妙品。参性属阳，扶正是长；虚脱盗汗，斯药为强。

永北仙茅参^②

　　茅参性平治肿浮，无根水气能去留，何以君臣方见妙，万物回春此物头。

岩陀参

　　味甘微苦岩陀参，南滇妙品无毒质，生津助液性温润，童劳阳痿病立除。

鸡仙^③

　　鸡吞芝草便生仙，益寿治邪化肺凝，疫消神清称妙品，可算回春一品元。

鹿仙草

　　性温无毒堪入肾，生精壮阳明目钱，配入故纸与锁阳，遗精可疗药里圣。

巴豆

　　巴豆性纯百毒消，烟毒能去此剂高，调方配丸堪入用，去病尚可治百劳。

　　另：误吞洋烟^④，服生巴豆，化合解毒，不吐不泻自然痊愈。配入戒烟丸，宜用他药百钱之三，多则有害。

---

① 九子参：又名红茎蝇子草、红茎女娄菜、罐罐花，产于云南、四川、西藏等地。味苦、甘，性平，主治体虚浮肿、痈肿和肿痛等证，为云南大理地区广泛应用的地方草药，近年关于九子参的药理研究也比较深入。
② 永北仙茅参：当为产于永北（位于云南省丽江市永胜县东北部）的仙茅参。《滇南本草》记载，仙茅参即仙茅的别名。
③ 鸡仙：待考。
④ 洋烟：鸦片的俗称。

藜芦

藜芦浸烧酒，外擦固有小功，其性原去皮风，凡肿均可除去，别无异样之功。

南星

生南星切片，开水化石灰浸数钱钟，晒干，用砂糖同煮，去其麻性可服。治羊耳风[①]病须常服之。

棕树顶

炖猪胖[②]服，治男妇大便后下血，服之立效。兼治妇人经水太多，散经数日再见之症。

白及 [③]

仲景曰：补肺、消肿、排脓，肺痈、肺烂俱能治之。

青洋参

微苦微甘，生津，补诸虚；走四肢，强筋骨，补腰肾，理伏风，微发汗，止盗汗，理肺，平肝，健脾。有微毒，以生姜同煎能解其毒。有真寒者不宜多用，因其味微苦，生津液也。六畜忌服。

雪茶 [④]

味苦，清肺生津止渴，能杀寸白小虫，止喉痛，消肿拔毒。

石硫黄

研细末，以酒浸一日后，用开水泡之去其臭气，能补真火，能通大便。

---

① 羊耳风：即羊癫风，癫痫的俗称。
② 猪胖：疑为猪膀，猪膀胱的俗称。
③ 白及:《滇南本草》载其"味辛平，性微温。治痨伤肺气，补肺虚，治咳嗽，消肺痨咳血，收敛肺气"。
④ 雪茶:《本草纲目拾遗》载其"出滇南，色白，久则色微黄，以盏烹渝，清香迥胜"。雪茶出云南永善县，其地山高积雪，入夏不消，雪中生者，本非茶类，乃天生一种草芽。土人采得炒焙，以其似茶，故名，其色白，故曰雪茶。《四川中药志》：淡微苦，凉，无毒。

和入十枣丸中，逐水下利尤速，功效超常。

胡椒

研末能封伤口，神速。

和合二仙[①]

名曰和合自靡然，御侮能调毒性强，毒侵肌肉无方治，此物当先号药王。

乌龙草

开白花，叶小，起藤，有浆。产生罗刹阁墙上。跌打劳伤受火侵，敷食同用日见平。其性缓和真妙用，伤药得之便是奇。

苦马菜[②]

利水通津稍见奇，去热收毒更不离，疮毒能除消肿痛，一见豁然得病愈。

大青树叶

神效皮肤药，效能生肤去毒，为皮肤解毒[③]要剂也。（外用）

鹅不食草[④]

性过猛烈，损伤重者，能服，然不过钱厘已耳。

---

① 和合二仙：据传为傅山所创，为"和合丸"和"二仙丸"，因其功能大同小异，通常合称"和合二仙丸"。两方各有八味药，其中相同的有六味：黑木耳、苍术、生川乌、生草乌、牛膝、杜仲；不同的有二味，即和合丸加生没药、生乳香，二仙丸加升麻、神曲。

② 苦马菜：《滇南本草》载苦马菜，一名羊奶菜。味苦，性大寒。纯阳之物，得向阳之处则生。凉血，止一切血症。消痰，消瘿瘤，消咽喉结气，化痰毒，洗疮毒。

③ 解毒：原作"改毒"，为地方俗称。

④ 鹅不食草：性温，味辛苦。祛风，散寒，胜湿，去翳，通鼻塞。《得配本草》："入手太阴经气分。"《本草拾遗》："去目翳，按塞鼻中，翳膜自落。"《四声本草》："通鼻气，利九窍，吐风痰。"《本草纲目》："解毒，明目，散目赤肿、云翳，耳聋，头痛脑酸，治痰疟𪙶䶩，鼻窒不通，塞鼻瘜自落，又散疮肿。"

仙桃草 [①]

其性辛温，味微甘而涩，能治诸虚百损，跌打劳伤，强筋壮骨，补腰助肾，能添精血中子球无数，如久不受孕者，服之能种子。此草结子，每子有一小虫，故能种子，补肾助气血也。性属阳，功能提阳固本，为虚脱止汗之妙物也。能去瘀生新，外用亦宜。

珠子参 [②]

和中除湿，无大功能。

狗钮子 [③]

外用收毒消肿，忌服。

秋木根

秋为金旺之时，能克诸木，逢肝旺血燥诸疮可治。根皮烧灰，能治癞头疮。

砾石 [④]

天然矿石，色赤体重，走心经，能正心养肾，平肝之妙药也。

九头狮子草 [⑤]

性善能去瘀行血，去血分之风毒，如疯狗咬，蛇毒虫伤，疮痈肿痛，俱

---

① 仙桃草：又名蚊母草。《全国中草药汇编》载其"味甘苦，性温"；能活血止血，消肿止痛；用于吐血、衄血、咯血、便血；外用治骨折，跌打损伤，瘀血肿痛。用法用量：3~5钱；外用适量，鲜品捣烂敷患处。

② 珠子参：别名鸡蛋参、金钱吊葫芦。《滇南本草》载其味甘、微苦，性温、平；止血生肌，服之无甚功效。古土方：用珠子参为末，捻刀伤疮口，收口甚速。

③ 狗钮子：《滇南本草》载天天茄，又名狗钮子、龙葵，一名救儿草，后红子，今滇中多有；味甘苦，性大寒。治小儿风热，攻疮毒，洗疥癞痒痛，祛皮肤风热，用枝叶，其效如神。

④ 砾石：疑为朱砂。

⑤ 九头狮子草：原无"草"字，据医理补。别名接骨草、土细辛（《植物名实图考》），万年青、铁焊椒（《钱类草药性》）。性凉，味辛，能祛风清热，凉肝定惊，解毒消肿。主治感冒发热，肺热咳喘，肝热目赤，小儿惊风，咽喉肿痛，痈疖肿毒，瘰疬，痔疮，蛇虫咬伤，跌打损伤等。

可消散，无名肿毒，亦能治也。疮欲成形者，贴之能散。

北山芪^①

性微甘而清苦，能治气虚下陷，提升阳气，治脱肛、疝气等症，咳嗽者忌之。

石榴藤^②

利水，分清治浊，通淋，能治水肿胀满。

青丹

俗认为萹蓄。萹蓄为通淋之妙剂也，又能止血止衄。此虽非萹蓄，亦可用之，又能去湿利水，如筋骨疼痛亦治。

老茴香根

能通气，利小便。

生黄连根

用醋炒，能治心肝之火。

白浆岩陀

接骨生肌，去瘀生新之妙剂，用其根，根上节陀，捣而敷之。藤叶亦可并用。或熬之为膏，亦能接骨生肌。此药有毒质，内服须制之。制法取根藤同叶，先用酒洗净，后用清水漂之，漂后晒干，微火去油，研末以酒送下。伤重者，服八钱至一钱，轻者减半。

水香樟叶

和砂糖同嚼，或捣绒，为拔脓生肌之妙药也。

---

① 北山芪：又名露滴草根。叶绿花黄在三秋，根深原是土内求，呼名露滴人少识，病人服之自渐疗。花黄叶茂分枝起，台根陷泥下独苗。无根，秋季旷野皆有之。（见后文"脱肛方"）
② 石榴藤：疑为石南藤。《滇南本草》：石南藤，又名搜山虎……治风寒湿痹伤筋，祛风，筋骨疼痛，利小便及茎中痛，热淋初起，急速治效。

水粉子

一名木瓜子。炖肉食通乳，添乳之妙药也。

象鼻子草 ①

治火烫伤，火炮切片，贴之有效。

草乌巴豆同用

草乌巴豆两相攻，二味合用毒甚凶，外治煎取疗潮气，筋骨麻酸是大功。

半夏附子同用

周身疼痛不可当，半附同用胜他方，解除周身俱麻遍，汗出热睡见灵丹。

石决明云母石同用

云母反来有别长，细研外敷治点斑，头上疮癞药难治，合油敷上见脱光。

狼毒密陀僧同用

肚胀合同外面包，隔食积聚立时消，功用如斯堪为妙，内响即去不可稍。

丁香郁金同用

二味同用本非常，胸痛气逆外用强，脐上敷合气直入，顺气逐瘀功不凡。

人参五灵脂同用

人参五灵不须论，同用每多误杀人，无有其他功能力，足肿外敷可回春。

巴豆牵牛同用

外敷治牙痛。

半夏乌药同用

二药相煎当相反，服而无害病相当，表里同侵邪受湿，相攻之下反成通。

---

① 象鼻子草：即芦荟。

外科要方

拨雾眼药方

炉甘石（煅）一两，石燕（煅）一两，石决明（煅）八钱，龙骨（煅）一两，琥珀八钱，研细水飞，白小豆三钱，硇砂[①]一钱，海螵蛸八钱，盐胆五钱，硼酸三钱，研细，加金花胭脂，同入乳钵中乳之极细，又加梅花冰片三钱，乳匀收藏玻璃瓶中待用。

去雾眼药水方

木鳖子（炒去壳切细用）、鸡肝（不见冷水，微加开水），同蒸去渣，加入硼酸冰片使其不坏，点眼数日，蓝雾结成硬皮，皮去目明。

眼药水方

蒸馏水一斤，白矾、胆矾各二钱，盐胆三钱，五味二钱，川椒五分，乌梅三枚，杏仁七粒，铁针七个。兼治耳脓牙痛。

瞀目[②]方

久服方可见效。磁石（煅）二两，朱砂一两，神曲六两，夜明砂二两，研末，配成丸。

目病奇方

用此能开瞀复明，瞳仁缺者能圆，陷者能起，突者能平。

夜明砂三两五，晚蚕砂三两，二味用醋炒，老公、母鸡肝（不见水），用铜竹刀切片，新瓦焙黄共研末，或和成丸，早晚各二钱，黄酒下。

---

① 硇砂：中药名。始载于《新修本草》。为卤化物类矿物硇砂的晶体。硇砂性毒，多服使人硇乱，故名。性辛温，味咸苦，有毒。能消积散结、破瘀消癥、厚肠止痢、清热解毒。

② 瞀目：眼睛瞎。

吹耳散

治小儿耳内出脓。龙骨、枯矾、海螵蛸、白芷、黄柏各五钱,冰片一钱(后加),共研细末,入乳钵乳之。

耳聋方

猪腰子二对、蘸头须、防风,同蒸食。

又方:甘遂,棉裹塞两耳,甘草嚼口中,即通。

又方:甘遂末吹入左耳,甘草末吹入右耳。

又方:石菖蒲、巴豆肉,合捣作丸,绵裹塞耳,每日一易。

风火牙虫牙痛仙方

青盐(煅红)、栗炭灰、壳槟榔(煅灰)、韭菜子各五钱,研末擦之。又方:青盐、火硝、硼砂、冰片,研末擦上。

疮癞回生丹

白芷一两,吴芋三钱,黄柏八钱,雄黄五钱,共研细末。治疮癞黄水溃脓者。

疮癞万全膏

九里光、蒲公英、苦马菜,三味取多数,用水煮之,滤去渣,加入洋烟熬浓,加硼酸酒,令其不霉不坏。

擦疮癞方

黄芪、白芷、花椒、牡丹皮、蛇床子、白鲜皮、蓖麻子,入油熬成膏,先去渣,加黄蜡、冰片。

通关行军散(余道善)

藜芦、生半夏,同各研极细。

跌打马前散(余道善)

马钱子(童便浸四十九日后,干炒出青烟)、炒枳实,共研细末。止刀口血，封口不溃。

又：马钱子^①（制法如前）、麻黄共研末。治跌打，内服、外敷伤口。加葱、酒同蒸，包患处，能除湿，有至功。

十三太保升丹方

水银、岩硝各一两，雄黄、朱砂、黄丹、明矾、砒霜、轻粉、绿矾、硇砂、硼砂各一钱，密陀僧一钱，以上十二味用升法升之，治梅疮、鼻疳二症。再加冰片一钱，乳之，各种疮可治。

冰硼散

硼砂五钱，青黛三钱，乌梅肉（炒枯）五钱，薄荷三钱，桔梗三钱，甘草二钱，冰片一钱，黄柏三钱，黄连三钱，百草霜三钱，黄芩三钱，共研细末。

汤火伤方

寒水石、煅石膏、真元粉各五钱，青黛二钱，冰片一钱，共研细末。

万全油方

花椒、木鳖子、大枫子、蓖麻子、蛇床子、白鲜皮各四两，黄柏二两，吴芋一两，生地二两，赤芍二两，食盐、苦参、白蔹各四两，香油（菜子为好）三斤，泡油三日，火熬去渣，入黄蜡一斤。

人面疮方

生人面疮者，或在脚上，或在手上，其形似人面，有五官，口能食物，百药罔效，唯有贝母一味可治。令病人食之，以贝母研末敷之，数次即可结盖可愈。

妇人乳痈结核生疮方（余道善）

小蒲公英（几棵，开黄花），小枣四五十枚，煎服。

---

① 马钱子：原作"马车子"，疑为笔误。

蟾蜍丸

治疗疮、恶疮。朱砂三钱，明雄黄三钱，麝香一分，蟾蜍，酒化合作丸。

蟾蜍酒

治瘰疬，能服能擦。一切疮疖俱能治之（见血者不可擦）。

曲焕章百宝丹

灵丹妙药，配合天生奇草异叶。原料合真草，名真葩叶，亦乃生他种，配入不要之根。此药产地岩上，起藤，叶如圆形，根乃直生，根叶配合即可，而成药不易访识者得真。此药苍山亦有，深溪危岩方生，不易采取，草藤就地串生，冬开花，白色，根苗长不过七寸，色白而生浆液，其效则在浆液汁，取来和药为末，即此药也。

神农瘰疬结核方

尖贝母三钱，炒牛蒡子三钱，夏枯草三钱，生黄芪五钱，白芷三钱，甘草一钱。

痈疽方

生白及细嚼敷之，生肌排脓之妙药也，又能接骨。

玉真散

专治跌打损伤，已破口者，无论伤口大小，不省事或伤口溃烂进风，用此药敷伤口。赤芍六两，明天麻、羌活、防风、白芷、生南星各一两，姜汁炒。共研细末，玻璃瓶洋铁瓶收贮，勿令泄气。如有脓者，用温茶洗净后敷药，无脓不必洗。凡跌打损伤者，用热酒或开水吞服三钱，亦能起死回生。唯呕者难治。药虽平淡，功效神奇。

如湿烂不能收口，用热石膏二钱，黄丹三钱，研极细，撒于腐烂之肤，外用清凉膏贴，一日一换，渐次收功。

戳伤肠出验方

好七醋，醋热洗之，随洗随入，外用活剥鸡皮趁热贴上，再服玉真散，自愈。

接骨灵方

杉木炭（研极细末），川乌三钱，草乌、独活各二钱，共研细末，上好白糖同蒸极，融化，将炭末和匀摊上，乘热贴之，无论破骨伤断指折足，数日可愈。屡试屡验，不可轻视。忌食生冷发物。（无杉木炭，用杉木烧枯亦可。）

又：凡骨断痛极者，先用山产凤仙花根（一寸，以肥大者为佳）磨酒服之，操动则不知痛，然后可用药治。

又：五加皮四两，小公鸡（去毛，连骨，不沾水，不去血），同捣极烂，敷断处，骨即响。听至不响，即将药刮去，迟则生多骨。

又：骨折筋断，痛不可忍。取路旁墙角来往人小便处日久碎瓦片，洗净，火煅，醋淬五次，黄色为度，刀刮为细末，每服三钱，好酒下，极效。

又：取古铜钱烧红，醋中淬之三次，研细末，服三钱，烧酒下（自然接好）。

又：羌活、防风、白芷共研末，葱冲，白酒炒热，胡椒研末，调匀外包①。

又：羌、防、芷三味为末，加灵仙，包上能治疮。

七厘散

血竭一两，麝香、冰片各一钱二分，乳香、没药、红花各一钱五分，朱砂一钱二分，儿茶一钱九分，端午日配尤妙。

跌打损伤、骨断筋折、血流不止，或金刃伤，食嗓②割断，急用此药，干

---

① 调匀外包：原文无，据文意补。
② 嗓：原作"膆"，据文意改。

糁^①定痛止血，先以药七厘冲酒服之，量伤之大小后用酒调敷，立效。并治一切无名肿毒，烫炮火灼，如前法，轻者不服。

汤^②火伤方

切勿以冷水冷物激之，伤重者，先服小便一碗，即以盐末糁之，护肉不坏。然后用生大黄研细末，遍擦真桐油，随将大黄末撒上，即觉清凉，其痛立止，愈后无迹。

又方：寒水石、煅石膏、真元粉^③各五钱，青黛一钱，冰片一钱，共研细末。

桃花生肌散

治跌打出血，用石灰一斤，大黄四两，研末同炒如桃花色为度。

另：跌打刀伤血流不止，元眼核^④研细末敷止之。干马粪研细亦能止血。

外伤溃脓方

黄连、雄黄、绿矾、滑石各三钱，冰片一钱。

鼻内蚂蟥方

取绿矾末吹入鼻中，蚂蟥即落出来也。

回生丹方

治跌打损伤，接骨接筋。活土鳖虫（去足，用雄的，瓦焙）五钱，自然铜（煅，红醋淬多次）三钱，乳香（灯草同炒枯）二钱，血竭二钱，全归（酒炒）一两，麝香一钱，共研极细，玻璃瓶收贮，不可泄气。大人每用一分五厘，小儿七厘，酒吞服，以一气吃尽方效。如牙关紧闭者，打开一齿灌之必活，灌时多用水酒，使药下咽为要。活后宜避风调养，若伤后受冻而死，须放暖室中，最忌见火，如活，转心腹疼痛，乃瘀血未尽，多饮上白糖水，自愈。

---

① 糁：读作"sǎn"。黏。
② 汤：热水。
③ 真元粉：疑为玄明粉。
④ 元眼核：即龙眼核。

移疮方

山白果敷上，用薄竹片打疮旁即愈。

红丝疔痒子痛极方

取狗茄子冲烂敷之，立即止痛而愈。此狗茄子叶如辣子叶，微圆，子如黄豆大，苗高一二尺，四时不凋，遍地俱有。

珍珠百宝丹（仲景方）

珍珠钱半，草乌、川乌各五钱（此二味先以童便浸七日，次用白马尿浸七日，以淘米水浸七日，然后以净水漂之，漂后七蒸七露方可除毒，亦能补人），三七四钱，龙骨五钱，乳香、没药各四钱（用瓦焙枯），人中白三钱（瓦焙，并置于化油之上，令油吸收辛气，以净布隔之），墨鱼骨（火煅）五钱，十三太保丹（火煅）加入三成。

十三太保丹（仲景方）

水银一两，硇砂七钱，雄黄一两，大硝一两二钱，白矾一两五钱，青盐一两，皂矾一两，轻粉六钱，绿矾七钱，石胆五钱，盐胆八钱，朱砂七钱，砒朱一两，冰片五钱，用升丹之法升之。

牛皮癣及皮肤疮痒方

黄凡士林、锌养粉、妙林沙儿[1]药水少许，拌匀，外涂[2]。

九龙丹

治鱼口[3]便毒[4]初起，未成脓者。并治骑马疮[5]。儿茶、血竭、乳香、没

---

[1] 妙林沙儿：疑为当时常用的药水。据后文，应为酸化锌。
[2] 外涂：原文无，据医理补。
[3] 鱼口：病名，见《外科正宗》卷三。由于硬下疳引起的横痃破溃。鱼口的命名来源有二说：一为左称鱼口，右称便毒；二为因其疮口久久不敛，呈长形如鱼嘴。
[4] 便毒：病证名，又名横痃。一指肛门前后生疮（《医学纲目》卷十九），二指两侧腹股沟及阴部肿痛的病症（《妇人良方大全》卷二十四）。
[5] 骑马疮：病名，生于会阴部的疮痈。

药、生巴豆、木香各等钱，共研细末，水打成丸，如绿豆大，每服九丸，空心热酒送下，行四五便方食稀粥，重者间日再服，自消。

内科要方

午时茶（余道善）

藿香、紫苏、麦芽、神曲（换酒药）、羌活、厚朴、广台乌各二两，焦楂（去核）二两，菖蒲一两，甘草一两，茯苓二两，老茶叶一斤，同炒研末合成。

仲景先师戒烟方

潞党参一两，浙枣仁（炒）八钱，茯苓八钱，百合八钱，贝母八钱，细辛四钱，丁香五钱，广木香四钱，炙甘草五钱，烟灰一两，旋覆花八钱，红砂糖多数。

药王戒烟方

雷丸八钱，旋覆花八钱，浙枣仁八钱，花椒（炒）三钱，红糖（糖水吞服），熟地八钱，于术八钱，潞党参一两，广木香三钱，广皮四钱，丁香四个，波蔻四钱，苁蓉一两，巴戟一两，当归身八钱，烟灰一至二两，粟壳一两，肉豆蔻（去油）五钱，炙草六钱，杭芍八钱，贝母八钱。

误吞洋烟（余道善）

取生巴豆研细，用开水吞之，吞后不吐不泻，巴豆与洋烟化合，自然而愈。

药王癫狂病方

冰片五分，硼砂三钱，蟾酥[①]二分，朱砂一钱，琥珀二钱，僵蚕三钱，好黄连一钱，杭芍三钱，甘草一钱。

紫石英、寒水石、赤石脂、白石脂、石膏、石龙骨、滑石、牡蛎、酒

---

① 蟾酥：原文作"蟾蜍"，径改，下同。

军^①、甘草各一两，桂枝、干姜各五钱，飞丹^②三钱，共十三味，研末，每服五钱，用井花水^③吞服。

天师救呆神方

人参、秦归、杭芍、生枣仁、半夏、石菖蒲、甘草各一两，郁金、神曲、南星各五钱，茯苓三两、附片一钱。上药以水十碗，煎至一碗灌之，用羊角去尖插入耳中后灌药，听其自睡自醒。治愤怒抑郁羞恚^④成痴。

仲景先师羊耳风病方

半夏二两，茯苓一两，杭芍八钱，潞党参一两，黄芪一两，浙枣仁八钱，远志四钱，枣皮^⑤八钱，雄黄、硼砂各一两，僵蚕一两，蟾酥一钱，菖蒲五钱，朱砂为衣。

先师小儿惊风药方

桔梗三钱，杭芍三钱，全蝎五个，僵蚕三钱，硼砂三钱，广皮二钱，钩藤三钱，麝香一厘，甘草一钱。

先师喘症方

潞党参五钱，于术三钱，款冬花三钱，冬瓜子三钱，杭芍三钱，好贝母三钱，炙麻绒三钱，杏仁三钱，炙甘草一钱，竹沥为丸。

花柳症药方（余道善）

麻绒三钱，防风三钱，炒芩三钱，炒栀子三钱，黄连一钱，桔梗三钱，淮元参三钱，杜仲三钱，滑石三钱，家银花二钱，红草薢三钱，薄荷一钱。

杨梅疮药方

食米七钱，砂糖三钱，水银一钱，入铁器中，一口气擂细。服此药后，

---

① 酒军：酒炙大黄。
② 飞丹：疑为飞丹散，待考。
③ 井花水：亦作井华水，为清晨初汲的水。《本草纲目》载："平旦第一汲为井花水。"
④ 恚：恨怒之意。
⑤ 枣皮：即山茱萸。

病人吐口痰,用罐接之,以免传染于人,七日服完为度。

温白丸方

制川乌二两五钱,紫菀、柴胡、厚朴、菖蒲、桔梗、牙皂、干姜、黄连、吴芋[①]、肉桂、巴豆、明党参、茯苓、花椒各五钱,滑石为衣。此方逐水,服数丸,以利水为度。

大便下血方(余道善)

潞党参七钱,黑姜三钱,于术五钱,炙草二钱,脱肛加柴胡、升麻各三钱。

药王换骨丹

潞党参一两,干熟地八钱,果枸杞一两,淡苁蓉[②]八钱,益智仁八钱,枣皮八钱,煅龙骨八钱,煅牡蛎八钱。此方久服,白发转青,齿落重生,兼治红白淋及便脓血、久泻久痢。

老眼昏花方

潞党参一两,果枸杞一两,淡苁蓉八钱,枣皮七钱,浙枣仁七钱,沙苑子八钱,黄附片八钱,漂于术七钱,石决明七钱,巨肾子[③]八钱,远志三钱,干熟地八钱,夜明砂五钱,生姜,熬蜜和丸。每早晚服五钱,服久明目去翳,老年服之半明,少年痊愈。

小儿疳疾虫闭肝方

夜明砂三钱,晚蚕砂五钱,老鸡肝二付,花椒目三钱,鹤虱三钱,潞党参五钱,杭白芍四钱,淮山药五钱。

梦遗滑精方(余道善)

鹿仙草五钱,锁阳三钱,故纸三钱。

---

① 吴芋:即吴茱萸。
② 淡苁蓉:即肉苁蓉,俗称"淡大云"。
③ 巨肾子:药名,亦称巨胜子,出自《本草品汇精要》。《神农本草经》称巨胜,即黑芝麻。

虚寒淋证方（余道善）

尺脉弦数无力。黑附片三钱，茯苓三钱，于术三钱，杭芍三钱，生姜五钱，益智仁三钱，吴芋一钱。

实热淋证方（余道善）

尺脉弦数有力。白头翁三钱，秦皮三钱，焦柏二钱。

潮湿淋证方

洋桂枝^①、于术、茯苓、猪苓、泽泻各三钱。

普通淋证方

柏子仁三钱，白糖五钱，烧酒泡药，以火烧之，服酒。

少阴实热淋证方（余道善）

尺脉数实有力。好黄连二钱，炒芩三钱，杭芍三钱，阿胶三钱，鸡蛋黄。

吐血方（余道善）

寸脉三至，滑无力，红痰症。炙甘草五钱，干姜三钱，陈皮三钱，郁金三钱。

又：寸脉三至，滑有力。茯苓五钱，黑附片三钱，黑姜三钱，炙草二钱。

鼻血方

寸脉数有力。当归三钱，桂枝三钱，杭芍七钱，炙草二钱，大枣二枚，饴糖二叉^②，生姜三钱。

又：寸脉数无力。黄芪五钱，桂枝三钱，杭芍七钱，炙草一钱，大枣二枚，饴糖二刃，生姜三钱。

又：用温热水深深泡两足，自然止之。

又：栀子花（本地者），井边青苔，煎水服。

---

① 洋桂枝：待考。
② 叉：异体字。同“两”。

红白痢日久方

红白痢[1]五日以后。真党参五钱，黑姜三钱，于术三钱，炙草二钱，乌梅三枚。

口干不渴水方

炙甘草四钱，干姜三钱，于术三钱。此方能治肺痿咳嗽，连服一二十服。

操心太过，夜不成眠方（余道善）

浙枣仁（去壳）半斤，天生朱砂（研细）二两，鹿心血（冷水泡化），入铜锅内煮之令水干，枣仁焙粹，以纸铺地，把枣仁掷于纸上，待冷定，用时研末，以鸡蛋、冰糖逐日调服。

药王普济散方

麻绒一两，桂枝八钱，柴胡二两，羌活一两，藿香一两，紫苏一两，独活一两，生姜、半夏各[2]一叉二钱，黄芩一两二钱，白芍一两五钱，厚朴一两五钱，陈皮一两，猪苓一两，泽泻一两，苍术八钱，香附一两五钱，知母八钱。治一切头痛、发热、恶寒，一身尽痛，四肢重，发汗止汗，腹痛，小便赤，咳、呕等症。

补脑丸方

干熟地六两，果枸杞四两，淡苁蓉四两，杭巴戟三两，北五味一两五钱，续断二两，楮实子二两，淮枣皮四两，怀牛膝一两五钱，石菖蒲四钱，银杜仲二两，茯苓三两，淮山药二两，炒茴香子二两，远志（姜汁炒）一两。

丁香郁金汤

此二味乃反性药也。丁香三钱、郁金三钱，治停痰与水，发作时从喉至腹一股辣痛至极，不能言语，喉中有水声，药用不及，不多时必死，速以此汤服后，吐水痰，多数可愈。

---

① 红白痢：原文无，据文意补。
② 各：原文无，据文意补。

白通加猪胆汁汤

附片三钱，干姜三钱，大葱头七个，猪苦胆汁。此汤治三阳热邪传入少阴，四肢冷，发热，舌红紫黑色，干燥渴水无数，或目不转睛，但欲寐，或不省人事，命在危急，速以此汤救之。

磁朱丸

磁石（火煅，醋淬数次）、朱砂各二两，神曲六两，治癫狂病。

疯狗咬人（发作时服）

百日闻锣鼓声发作，命在须臾，有小狗声在人腹内。生马钱子数枚，冲细吞之，即化其毒，能救其命。

吕祖用巴豆五枚，雄黄三钱，郁金三钱，斑蝥①（米炒）二钱，栀子三钱，绿豆五钱，共研末为丸，服后能救其命。后或吐血，郁金、栀子、绿豆三味煎汤，巴豆、雄黄、斑蝥三味研末吞服。

又：喻嘉言用人参败毒散加地榆、紫竹根治之。

喉中生蛾②

人手指甲、灯草、钱大蜘蛛窝，共烧灰研细，吹入喉中即破。

沈品轩治麻风③内服药方

红萆薢五钱，牛膝二钱，五加二钱，血藤五钱，白芷二钱，苍术二钱，郁金④二钱，大枫子五枚（吞），苏木二钱，归尾二钱，牙皂一钱，桃仁二钱，泽兰二钱，红花一钱，苍耳子二钱，甲珠二钱，雄黄二钱（吞），木鳖三枚（吞）。

---

① 斑蝥：原作"班毛"。
② 蛾：原作"哦"，疑为笔误。
③ 麻风：病名，亦称疠风，又名冥病、大风、癞病、大风恶疾、疠疡、大麻风、风癞、血风等，为慢性传染性皮肤病之一。由体虚感受暴疠风毒，邪滞肌肤而发；或接触传染，内侵血脉而成。初期患处麻木不仁，次发红斑，继则肿溃无脓，久之可蔓延全身肌肤，出现眉落、目损、鼻崩、唇裂以及足底穿溃等重症。
④ 郁金：原作"育金"。

脑疼脑漏

鼻中流黄水，有虫食脑。取丝瓜藤并根三五尺，烧灰存性，研末，每服一钱，烧酒下。

头痛单方

剑川普通膏药二张，带在头上即止。

解毒药方

诸般毒物毒死，只要心中暖热可救。防风研末，冷水调服。

五更肾泻方

肉豆蔻（去油调服），破故纸各三钱，吴茱萸二钱，五味子一钱，生姜二两，大枣十枚。

妇人肾虚腰痛白带多方

归脾养心汤加芡实、建莲米、阿胶各三钱。

妇人尺脉弱涩迟，是肾阳虚，带多，腰痛。炒蛇床子（能治肾虚，止白带，回阳气，加入方中用之），红萆薢（能除阳明湿气）。

妇科白带方（余道善）

仙茅五钱，炒蛇床子三钱，续断三钱，萆薢五钱。

妇人阴挺方（余道善）

红萆薢五钱，续断五钱，炒苡仁五钱。另：阴户生痈疽，内服丹栀逍遥散加贝母，神效。

妇人有孕胎漏方

香薷草、龙眼，煎煮鸡蛋服。

小青龙加茯苓汤

治肺寒咳嗽，吐清痰清水。麻绒、桂枝、细辛、五味、杭芍、干姜、炙草、半夏、茯苓，竹茹引。

伤风咳嗽方

沙参、苏叶、陈皮、枳壳、前胡、半夏、甘葛、炙草、桔梗、茯苓、生姜，竹茹引。寒气伤膈膜，咳而牵引胁腹疼痛，加麻黄、杏仁。

人参败毒散

沙参、羌活、独活、前胡、柴胡、川芎、枳壳、桔梗、薄荷、茯苓、甘草，生姜引。治恶寒发热，头疼，周身百节疼痛。生痄疮可用。周身起冷饭疙瘩[①]亦可用治。加地榆、紫竹根治疯狗咬。红白痢疾加苍术、熰米。

乌梅汤

人参、秦归、附片、干姜、桂枝、细辛、焦柏、黄连、乌梅、花椒、槟榔。治小儿发热日久，渴水，口舌紫红，腹泻，足冷，吐虫，已成厥阴肝经之症。

两耳腮肿痛

人参败毒散，治两耳腮肿痛，无论发热不发热均宜用。有结将成疮加贝母、连翘、夏枯草、蒲公英。

乳结疼痛，疮初起方（余道善）

蒲公英三钱，小枣四五十枚，煎服。加贝母亦好。

劳复食复方

俗言反病[②]。枳实、炒栀子。

柴苓汤

沙参、柴胡、半夏、黄芩、炙草、茯苓、猪苓、泽泻、苍术、生姜、小枣，车前草引。治发热，小便短赤。疟疾多用此方。

---

① 冷饭疙瘩：荨麻疹的俗称。
② 反病：指大病初愈，因过度劳累、饮食不节，或其他原因导致疾病复发。

柴平汤

沙参、柴胡、半夏、黄芩、炙草、厚朴、苍术、陈皮、生姜、小枣，砂仁引。治发热，腹痛。

胃苓汤

厚朴、苍术、陈皮、炙草、茯苓、猪苓、泽泻、砂仁、生姜，车前草引。治小便短赤，腹泻，苔厚白腻。发热而吐，加藿香、香附。

瘿症方

俗名瘿袋。海带（生用）半斤至一斤，川盐少许，生嚼食，或研细水打成丸，逐日吞服。古方用五海汤加桔梗。五海即海马、海花、海昆布、海带、海螵蛸。

三丰祖师济世冷水金丹　誓愿歌

发愿寻师去出家，修炼金丹作生涯，
医方自有神灵鉴，追痰去积似手拿。
只待五更冷水下，百病根除便是他。
远年大病七丸止，近年只用三丸佳，
若是金丹不效验，吾身世世作牛马。

济世救苦冷水金丹方

沉香、丁香、木香各一两，乳香、没药、皂凡、硼砂各五钱，川芎三两，巴霜（去油）一两，三菱一两五钱，莪苈（糯米炒）五钱，牙皂（去皮心）五两，大枣一斤（煮烂成浓汁，去皮），药杵为丸，梧桐子大。此丸专治四时不正之气，无论远年近日，五积六聚，癥瘕痞块，停食饱闷，诸般气痛，胸膈滞塞，气积血积，风痰壅盛，疟疾痢疾，无名肿毒，痈疽疔毒，噎膈反胃，水泻肿满，酒积伤脾，大便秘结，不思饮食，诸风五痫，山岚瘴气，湿痰流注，寒热往来，小儿急慢惊风，时行等症。伤寒孕妇忌服。大人每服三丸，重者五丸，小儿一丸。

小便不通方

取蚯蚓二条及泥冲之，澄水服之，自通。

去风药方

木防己（厚皮）一两，红萆薢五钱，川乌二三片，煎服，风出皮毛，抓之起泡。

张柱之母求药方

上下乘隔气时逆，火盛水浸又有余。真机无从相转合，悠游病体待时机。灭火抽尽釜底水，荣卫相关疾见疗。巴豆黄连两相攻，陈皮芍药气相通，天雄知母加黄柏，瓜蒌逢绿妙相中。外添稀粥作食用，三日如此见大功。

蛇咬中毒方

艾叶和醋捣绒，外敷拔毒。内服礞石少许。

吕祖赐脱肛方

党参于术及二陈，芪桂升麻桔芍临，泻加菟丝与五味，服之得效最为灵。

脱肛方

露滴草根（即北山芪）二三钱煎服，加化油夜间服。叶绿花黄在三秋，根深原是土内求，呼名露滴人少识，病人服之自渐疗。花黄叶茂分枝起，台根陷泥下独苗。无根，秋季旷野皆有之。

先师痔漏脱肛方

潞党参五钱，黄芪五钱，桔梗三钱，于术四钱，秦归三钱，白芷三钱，炙草一钱，干熟地五钱，槐实三钱，皂角米三钱，粳米五钱。有寒久患者，加附片、杭芍。

赐劳倦生肝火方

果杞金樱枣皮先，蒺藜青皮桂附兼，玄参白芍苁蓉志，炙草元眼姜三钱。

咽痛治法

有外感恶寒，发热，头痛，用人参败毒散治之。上焦有热用元参，舌尖鲜红加黄连。

咽干痛，无外感者，用西参嚼食，食之味甘方合病，味苦无服。

少阴咽痛，无外感者，用半夏桂枝甘草汤治之。

咽痛如生疮，极疼者，用七醋煎半夏，调鸡蛋清治之。

少阴咽痛，舌青白者，用黑附片煎汤，调蜂蜜治之。

百宝丹药方

山慈菇[①]二两（去皮洗净，焙），川文蛤（一名五倍子）二两（搥破洗刮内桴），千金子二两（去壳，用纸包裹，换纸研数十次，去尽油，无油成霜），红芽天戟三两（洗，焙），天竺黄三两，雄黄二两，刘寄奴三两，麒麟竭三两，归尾一刃五钱，朱砂一两，儿茶一两，净乳香七钱（去油），好没药七钱（去油），琥珀三钱，轻粉三钱，水银三钱（同轻粉研不见星），麝香三钱，参三七三刃，京牛黄二钱五分，冰片二钱五卜，阿魏[②]一两，川大黄二两，藤黄二钱（隔汤煮十数次，去浮沫，用山羊血七钱拌晒，如无山羊血，以子羊血代之），自然铜二两（火煅，醋淬七次），活土鳖虫净末五两（活的去头，放瓦上小火焙黄，研；死的不效），红花二两。照分量称足，增减则不验，各研为细末。轻者每服下五厘，或二钱三钱，至重者一钱。小儿每服七厘，重者一分。如欲为丸，以好黄醋二十四两，炼净滚汤坐定，将药投入，不住手搅匀，取出为丸，梧桐子大，储瓷罐内，毋泄气，服法与药散同。如无真天竺黄，以真胆星三两代之。

主治枪弹入肉，或入脏腑，流血不止，危在顷刻，速服一钱，吃酒数杯，睡一时，汗出即愈。又治一切跌打损伤及破伤风，劳力成痨，女人产后恶露不尽致生怪证，瘀血奔心，痰迷心窍，危在旦夕。一切饮食药毒、虫毒、瘴

---

① 山慈菇：原作"山茨孤"。

② 阿魏：药名，出自《新修本草》。又名臭阿魏，性温味苦辛，入肝、脾、胃经，能化癥消积、杀虫截疟。

气、恶菌、河豚毒及死畜肉等，以致昏乱卒倒，或生异形病证者，用清水调服三分至一钱。服后或吐或泻，其人必苏。忌冷水，生、冷、酒、豆类，豆腐、诸肉食、鱼海味，白果、栗子、山药、甘草。孕妇忌服。

上方系太乙紫金锭、三黄宝蜡丸、黎洞丸、回生仙丹、千宝散、代杖丹六方合方也，行瘀活血，利气行滞，辟秽解毒，神效。

医学五则·伤寒脉诀

原　著　清·余道善

整　编　梁　玲　聂　坚

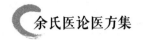

内容简介

《医学五则·伤寒脉诀》以歌诀的形式写就，不仅对伤寒六经正病、传变、类证、用药等进行概括，还分经、分病论述了 40 余个疾病的证候特点、传变规律、治法要点、遣方用药等。

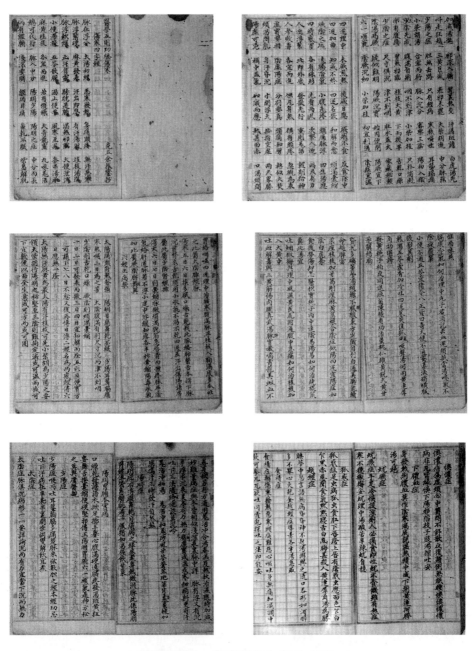

《医学五则·伤寒脉诀》部分书影

目 录

伤寒四字经

脉在浮分，太阳初经，恶寒发热，身痛头疼。无汗恶寒，脉浮紧硬，麻黄发表，汗出即应；有汗伤风，桂枝汤进，脉浮软缓，止汗自灵。膀胱是腑，渴热邪临，大便泄泻，小便滞凝，五苓散服，渴止便平。风寒互见，各半汤承，麻黄桂枝，各宜而进。若有烦躁[①]，大青龙灵。九味羌活，总可代行。

脉入中分，阳明少阳。阳明之证，中分而长，病有经腑，浅深要明。经病目痛，鼻干不眠，柴葛解肌，加减汤进。邪深入腑，胃里热炎，汗渴斑谵，白虎汤先；叫走狂越，三黄巨盛；表邪未罢，大柴胡进。中分脉弦，少阳之证，胆无去路，只有经病。寒热呕吐，耳聋胁痛，小柴胡汤，合宜而行。

脉入沉分，审查三阴。阳初入阴，太阴先成，腑满自痢，咽不到津，小柴加桂，枳朴[②]消凝。亦有腹痛，胃热邪临，桂枝大黄，下而后平。舌干口燥，少阴之证，尺寸俱沉，津不到咽，壮水益火，家藏秘经。

阴阳两厥，疑似难明。阳厥沉实，始因便闭。阳厥宜下，六一顺气。阴厥沉细，小柴加桂。初宜利过，阴证宜温，四逆理中。未厥煎热，后厥日应，厥痢不食，反食除中，四逆加曲。知戒不终，四逆名散，和解而愈。烦满囊缩，厥阴之证，远腾阴气，小腹先疼，头痛脉浮，四生汤应。

四时感冒，各有殊形。先看两尺，次察人迎。两尺有力，人迎浮紧，此即外感，发散先行。重则羌活，次则拾神[③]，人参败毒，各宜而进。但凡身热，俱有头疼，忽概为表，虚实要明，阴虚阳证，分别要真。头痛如劈，热似火焚，烦渴闷乱，身汗昏沉，寸关浮大，按指空虚，两尺略胜，阳虚可凭，补中益气，加减而应。热甚面赤，口渴烦闷，脉微而数，两尺微甚，时轻时重，潮热勿论。两尺沉散，寸关微数，夜重日轻，壮水为主，烧热自平。阴阳虚实，依此准绳。

---

① 躁：原作"燥"，据医理改。下同。

② 枳朴：原作"只朴"，据文意当为枳实、厚朴。

③ 拾神：其意待考。

更有郁热，亦当变论。郁证有五，木郁为尊，此病一作，似实似虚，庸医彷彿，驱药无凭。脉似阴虚，两尺有神；似乎阳虚，寸关微洪。咽干口苦，心胁微痛，午后病重，亥后病轻。木郁宜达，逍遥散真。以上紧要，大略而论，余难尽述，另有酌定，学者细心，勿忘是经。

六经传变歌

伤寒一日二日间，发热头痛即恶寒。腰痛脉浮缓紧别，此脉从头连腰还。
无汗麻黄汤发散，有汗伤风桂枝攒。大青龙汤表里实，此属太阳膀胱间。
伤寒二日三日内，目痛身热加一倍。鼻干不睡脉来长，此脉往来洪者是。
无汗恶寒用葛根，有汗桂枝汤一剂。愈实恶寒大柴胡，此属阳明胃经内。
三日四日病转深，耳聋胸胁痛如针。寒热呕逆口干苦，此脉循胁络耳真，
中弦之脉真可见，小柴胡汤可兼吞。似疟妇人血结类，此属少阳胆经寻。
病转四日及五日，腹痛咽干自温的。自利而渴脉微沉，脉布脾胃络咽嗌。
四逆理中治脏寒，腑满脉浮桂枝入。胸满痰多瓜吐之，此属太阴脾经脉。
伤寒五日六日挨，多眠口燥舌干哉。此脉络肾系舌本，指下脉沉贯肾来，
舌干须用小承气，不渴不干四逆瘥。汗出伤阳诸肤属，此属少阴肾经排。
伤寒六日七日到，囊缩脉微烦满貌。筋急唇青四体疼，脉寻阴气络肝道，
脉若不浮小建中，浮缓如疟各半妙。囊缩阳毒承气加，此属厥阴肝经奥。

六经正病歌

太阳，头疼、身热、脊强。阳明，目痛、鼻干、不眠。少阳，耳聋、胁痛、寒热、呕，三日为之苦。太阴，腹满、自利、尺寸沉而津不到咽。少阴，则舌干、口燥。厥阴，则烦满、囊缩。

一日二日可发表而散，三日四日宜和解而痊，五六日便实方可议下，七八日不愈又复再传。日传二经名为两感，经传六日应无一痊。

太阳无汗，麻黄为最；太阳有汗，桂枝可先。小柴胡为少阳之要领，大

柴胡行阳明之秘坚。至三阴则难拘定法，或可温而或可下，宜数便以曲全生，意或可方而或可圆。

伤寒表半里三证用药歌

伤寒表证是如何，无汗恶寒身热多。头痛脊强脉浮紧，十神汤剂汗之瘥。
伤寒半表半里详，往来寒热脉弦长。口苦耳聋兼胁痛，小柴胡汤和之良。
伤寒里证腹心膨，不恶寒来恶热蒸。其脉沉实大便结，大柴胡汤下之生。

阳证阴证

阳证身热头疼痛，口干咽燥常自动。谵语循衣脉弦洪，大承气汤宜所用。
阴证身凉二便清，病初自汗少头疼。也无燥渴脉沉细，附子理中急须寻。

阳证似阴、阴证似阳

阳证身凉冷四肢，小便赤少大便稀。心烦口燥脉沉数，白虎汤兼竹叶奇。
阴证如阳面色红，小便清滑大便通。浑身微热沉迟脉，真武汤兼用理中。

阳厥阴厥

阳厥时时指爪温，心烦便秘口干论。脉来沉细中还疾，承气柴胡可吞兼。
阴证身凉冷四肢，二便通滑夜烦时。脉来沉细知端的，真武汤兼四逆宜。

血脉黄

面黄恰似烟熏色，小便自利大便黑。唇焦漱水血家黄，桃仁承气汤堪择。

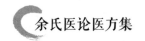

湿证黄

发黄浑似橘皮明，小便不利大便行。湿热相蒸名曰疸，茵陈汤共五苓平。

柔痓刚痓

凡来痓病属膀胱，口噤如痫身反张。此是伤风感寒湿，故分两痓有柔刚。
无汗为刚须易识，唯有葛根汤第一。有汗为柔端的详，桂枝葛根汤救急。
二痓皆宜续命汤，刚痓去桂用麻黄。柔痓去麻只用桂，只因此法最为良。

伤寒有四症相类

食积寒痰并脚气，更兼亦有患劳烦。要识四般相类症，不与伤寒一例看。

伤寒至捷法歌

发热憎寒体痛时，脉浮无汗却怎医？十神无积香苏散，有汗伤风用桂枝。
汗后依前病不除，三朝四日莫踌躇。或用参苏或败毒，加些良剂病当舒。
病传入里腹胀满，口干热盛小柴管。病若仍前热泄多，只用柴苓汤一碗。
六日七日病转热，前后不通好饮啜。或有乱语及循衣，大柴承气可通别。
下后仍前病不休，黄连解毒免人忧。病后虚烦热已静，白虎竹叶石膏投。
阳厥还需用大柴，不然承气也通挨。阴厥四逆并真武，三建加之自忖裁。
胸膈停痰痞闷时，可将瓜蒂吐之宜。怔忡^①水停微有喘，青龙十枣便能医。
阴毒发斑^②还阳煎，阳毒发斑黑奴丸。咽喉肿痛如何治？甘桔汤惟两味兼。

---

① 怔忡：原作"怔冲"，据医理改。
② 斑：原作"班"，据医理改。下同。

膈痰冷气如何治？理中丸子君须记。去血还须抵当汤，噫气不除旋覆辈。

小便不通五苓宜，猪苓八正皆曰奇。大便不通蜜导法，硝黄服后熨其剂。

热泄五苓藿香加，冷吐四逆茱萸佳。狐惑哑声汤何用？黄连犀角效堪夸。

发黄栀子柏皮同，退疸茵陈极有功。治蘆桃仁雄黄锐，大黄甘遂解结胸。

昏沉多睡萎参汤，烦躁不眠酸枣方。少阴自利白通美，脚气续命越婢当。

柔痓桂枝加甘葛，刚痓麻黄葛根合。阴证似阳四逆宜，阳证如阴白虎夺。

食复劳伤却怎医？枳实栀子内中追。阴易阳易如何治？烧裈鼠粪此汤宜。

吐蛔椒梅与理中，风湿黄芪术附通。腹中急痛如何治？桂枝加入大黄中。

吐血解毒与三黄，筋惕肉瞤真武汤。肺实嗽喘青龙美，衄血不止茅花强。

往来寒热成温疟，小柴胡汤加减酌。呃逆皆因胃有寒，丁香柿蒂羌活托。

热深咳逆成厥逆，大小柴胡自去攀。此是医家入门局，使宜明者用心参。

说约歌

一、太阳经

症不同，方各异，四时伤寒各有例。惟有冬月正伤寒，不与春夏秋同治。发表实表两妙方，用在三冬无别制。

正伤寒，正伤风，表虚表实不相同。表虚自汗脉浮缓，疏邪实表有神功；表实无汗脉浮紧，升麻发表自然松。

背恶寒，身发热，头痛脊强无休歇，俱属太阳膀胱经。有汗无汗须分别，有汗表虚脉浮缓，无汗表实浮紧脉。

附方：疏邪实表汤

疏邪实表桂枝芎，赤芍羌防白术同。

甘草姜三和枣二，胶饴一匙共煎浓。

附方：升麻发表汤

升麻发表桂麻黄，白芷川芎甘草羌。

防杏共咀槌法妙，豉加一撮引葱姜。

二、春夏秋三时感冒

春夏秋，另有方，通用羌活冲合汤。春温夏热秋治湿，随时加减妙难量。病症与冬皆相似，浅深表里脉中详。

脉有浮，又有沉，半浮半沉表里寻。有力无力看虚实，或温或寒细斟酌。更有汗吐下三法，随宜施设莫沉吟。

附方：羌活冲和汤

羌活冲和羌防风，甘芩苍芷地辛芎，

姜枣槌加葱捣汁，三时发汗自然松。

三、阳明证

阳明证，不得眠，鼻干目痛病之缘，恶寒身热微洪脉，此系阳明胃经传，柴葛解肌汤一服，犹如渴极饮甘泉。

四、阳明胃腑本实病

口燥干，发谵语，衣掀足掷手举，心腹满硬绕脐疼，发渴斑黄狂妄舞，舌卷囊缩便硬坚，邪传正阳明胃腑，六一顺气是神方，秘之莫与庸医睹。

五、少阳证

少阳证，呕而吐，耳聋胸胁多痛楚，脉来弦数胆之经，本经切忌吐下汗，病在半表半里间，柴胡双解饮宜煮。

六、太阴证

太阴证，脉俱沉，病形一一要详论，沉而有力宜当下，沉而无力又宜温。口渴咽干腹满痛，桂枝大黄汤可用；身目发黄头汗出，茵陈将军汤是重；无热自利脏寒甚，加味理中汤是圣；太阴寒证势沉沉，回阳救急汤为正。

七、少阴证

少阴证，脉亦沉，有力无力分下温。舌干口燥肾水涸，或利清水心硬疼；

腹胀绕脐土胜水，六一顺气有方存。不渴恶寒身厥冷，腹疼吐泻病沉沉，此是阴寒深入里，回阳救急急须寻。

八、厥阴证

厥阴证，脉又沉，温下同前一样论。舌卷囊缩并消渴，四肢厥冷乍还温。烦满便实多属热，六一顺气可旋吞。口吐涎沫四肢冷，呕逆不渴腹痛硬，此是厥阴真寒证，回阳救急汤已整，少阴厥阴治略同，二汤用去人能省。

九、逆结证

小腹满，溺秘结，或短或赤口枯竭，惟有秘方导赤汤，下焦蓄热凭斯泄。

十、两感症

两感症，日双传，一日太阳少阴连，肾与膀胱沉洪脉，口干头痛热寒兼；二日阳明与太阴，沉长之脉胃脾经，目痛鼻干腹自满，大便自利不安宁；三日少阳厥阴连，肝胆之脉见沉弦，耳聋胁痛囊卷缩，古人不治命由天。幸节庵定有①妙方，不论阴阳两感伤，设立冲和灵宝饮，一服两感雪加汤。

十一、真寒证

直中阴，为真寒，面如刀刮吐泻难，口鼻出气如冰冷，脉来迟缓是其端，手足指甲皆青色，舌卷囊缩成一团，外用葱白熨脐法，内服回阳救急汤。

十二、热结证

热结证，医须别，下利清水身又热，谵语发渴邪里传，心下硬痛无休歇，无热六一顺气汤，有热黄龙汤宜贴。

十三、三阳合病

三阳合，必自利，莫作旁流清粪例，利下黄赤协热来，肠垢脐热治有异，古人法用黄芩汤，全生集载真因意。

---

① 有：原文缺此字，据意加字。

十四、挟血症

下恶寒，头不疼，身热发渴语无伦，小便通利大便黑，妄投良剂命难存，血郁心脾如见鬼，当归活血是生门。

十五、鼻衄症

鼻衄症，久不止，热甚逼血乃如此，内服生地芩连汤，外于鼻上搭水纸，热毒入深致吐血，亦当急用此汤使。

十六、瘀血症

瘀血症，上焦热，烦躁嗽水不下噎，热极又恐血妄行，犀角地黄汤最切。

十七、蓄血症

热传里，有蓄血，其人如狂膀胱结，谵语燥目渴身黄，小腹硬满兼痛绝，小便自利大便黑，桃仁承气从来设。

十八、发斑症

身如朱，眼似火，发斑狂叫无人我，鼻焦面赤汗不干，三黄石膏汤最妥。

十九、斑烂症

斑既出，休发汗，重如锦文神气乱，血热不散乘虚出，消斑青黛金不换，病初汗下两失时，误投热药成斯患。

二十、阳毒证

阳热极，发斑黄，目赤口渴自癫狂，便闭舌卷囊更缩，脉数三黄巨胜汤。

二十一、阴阳毒证

阴阳毒，更有方，阳毒面赤如锦妆，咽喉疼痛并吐血，阴毒面目青色当，咽喉遍身如被杖，俱遍七日定然亡，五日可治用何药？仲景升麻鳖甲汤。

二十二、阳厥证

阳厥证，指甲温，心烦便秘语无伦，脉来沉细并有力，六一顺气可煎吞。

二十三、阴厥证

阴厥证，透身寒，二便自利心不烦，唇指带青身战栗，蜷卧腹痛口流涎。脉来沉细兼无力，回阳救急病能安，手足温利无别症，加味理中汤是圣，呕涎腹痛盐炒萸，无脉一匙猪胆进，呕吐不止加姜汁，泄泻黄芪升麻胜。

二十四、二痉证

刚柔痉，属膀胱，口噤如痫身反张，手足挛摇头面赤，头摇不定项又强，无汗恶寒名刚痉，有汗不寒柔痉详，二痉俱宜如圣饮，只依此法最为良。

二十五、格阳证

阴格阳，难辨详，阴极发躁面载阳，欲赴井中脉无力，急服回阳返本汤。

二十六、如狂症

初得病，原无热，狂言烦躁不安贴，热结膀胱如狂症，若还误下命当绝，太阳本症已经传，桂苓饮是神仙诀。

二十七、过汗口渴症

身热渴，汗不松，经汗愈渴脉微洪，阳明里热消津液，全赖如神白虎功。

二十八、亡阳证

亡阳证，因汗多，头眩振振病不和，肉𥆧筋惕虚之极，温经益元莫蹉跎。

二十九、无阳证

无汗证，细详定，头疼发热恶寒甚，不能作汗系阳虚，庸医又不辨时令，妄用麻黄必害人，再造饮治须臾定。

三十、戴阳证

身无热，头不疼，无寒不烦面赤驿①，燥闷饮水不入口，虚火炎炎热若焚，

———————————

① 驿：赤色。

只因汗下伤元气，益元汤服必安宁。

三十一、撮空症

撮空症，仔细详，休投风药把人伤，又手当胸言语乱，昏瞆循衣并摸床，因于肝热来乘肺，升阳散火即安康。

三十二、懊恼症

懊恼症，属虚烦，心中郁闷不舒散，反复颠倒无眠睡，懊懊恼恼病非凡，皆缘误下阳邪陷，栀子豉汤探吐安。

三十三、下脓血症

身发热，痢脓血，莫作阴寒漏底说，温热积中成下痢，黄连阿胶汤可绝。

三十四、蛔厥证

蛔厥证，手足冷，误投凉剂人必损，食即吐蛔不食饥，难有热证寒不稳，椒梅安蛔理中汤，酸苦辛辣蛔自稳。

三十五、狐惑症

狐惑症，是虫病，狐虫食肛下唇疮，上唇有疮惑虫应，面色乍白乍黑赤，恶闻食气默默寝，舌白齿晦甚杀人，黄连犀角汤为胜。

三十六、越经证

睡梦中，忽言语，无病昏昏神不起，汤粥与之随口吞，形如酒醉多不举，心火克金越经证，导赤各半汤急取。

三十七、食积症

食积症，类伤寒，发热恶寒头痛难，恶心呕吐身无痛，加减调中饮可参，兀兀欲吐同霍乱，探吐之法即能安。

余性初医案

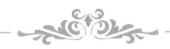

原　著　清·余道善

整　理　梁　玲　聂　坚

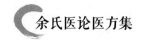

内容简介

　　《余性初医案》共记录了40余个临床病案的治疗过程，病案内容涉及内、妇、儿等科的常见病、疑难病等。病案内容丰富完整，对发病情况、治疗思路、治疗原则、处方用药、治疗后效果等都进行了详细的记录，更难能可贵的是对部分病案的发病特点、治疗思路也进行了详细说明。在医案末尾，附有近30个临床验方，具有较好的临床指导价值。

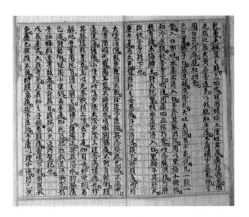
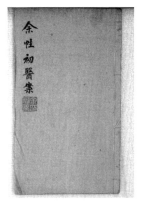
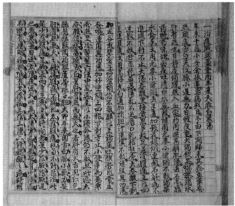
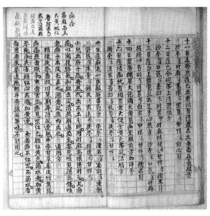
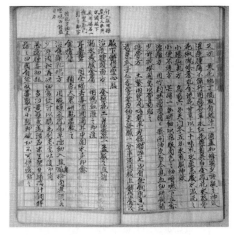

《余性初医案》部分书影

目　录

产后伤风病案

乙卯春，室人董氏，产后劳动，感冒风寒，始于太阳咳嗽，用参苏饮不解，至数日，传经至阳明、少阳、少阴，发热甚，渴水无度，咳嗽痰多而且黏，脉见洪弦，舌紫红干燥。以大柴胡汤下之，一二便后，舌润，口渴已减，半日复初，舌燥渴水仍然。次日又以人参白虎加柴胡、甘葛、麦冬清之，少顷，口润渴止，越数时，渴水烦燥又发作，更胜于前。延请杨瑞卿亲家诊视，见室人苔①紫红干燥如锉②，发热深，大渴水，咳痰不休，此为三阳传少阴之热证，主方以淮元参、寸冬各一两，连翘、栀子、炒柴胡、桔梗、广皮，服汤已，毫不见效。以黑梅冷水服之，病者喜极，以黄果食之，病者亦喜食，然未能止渴退热。是夜，瑞卿乃恍然悟澈，产后血海空虚，苦寒之药是退血分之火，因血虚，是以苦寒之药不能取效，只得以甘寒之品投之方可见效也。于是主以犀角、羚羊角各六分，锉为极细之末，灯心、竹叶煎水吞之，渴水口燥，用寒水石、生石膏煎水漱之，渴水烦躁顿止。此证传经少阴热证，数日津液已枯，善后法一味养阴退热，方用潞党、寸冬、果杞、地骨各五钱，桔梗、广皮、五味各一钱，银柴胡、杭芍、石斛各三钱，调理十余帖，饮食用猪脊髓汤、苦菜，治其肝热，逾月乃痊。

发热病案

辛亥春，予在会理州，舍侄余振绪病至十余日，舌苔全黑而燥，渴水，发热，手足逆冷，予主以白通汤加猪胆汁，日晡服之。至亥，舌苔全黑退净，成滋润苔，渴水已止，此后应服养阴退热之品。因彼时，予之医术尚未深造，俟后请

---

① 苔：原作"胎"，据文意改。下同。

② 锉（cuò）：原意为手工工具，主要用来对金属、木料、皮革等表层做微加工。此处用来形容舌面干燥粗糙。

乩^①问方曰，病入膏膈，药难取效，赐以瓜贝养荣汤，后延他医，卒至不救。

少阴厥阴病案

丁卯夏，东门街王洪顺之妻，因栽秧而得病，其症发热，口大渴，头痛如破，四肢逆冷，舌卷，苔色红黄而燥。请他医则不敢用药。予至诊，主以白通汤加猪胆汁，服汤已退病。次日清其余热，养阴调理。此症乃阴盛格阳于外，人见渴水太多，是大热证，舌卷，语言难出，是为绝症，故不敢用药，殊不知有四肢逆冷可辨，是为寒证。少阴厥阴两经之病，四肢逆冷，而又大渴水，舌红黄燥，用白通加猪胆汁之法，是为热因寒用，足见仲景立方，妙不可言矣，若投别方，死生立判。

疯癫病案

戊辰秋，复顺号施大第之长子患疯癫病，昼夜不眠，言语说不休息，将月余，时刻要几人看守，延予诊治。切其脉，两手俱弦数、浮而有力，乃肝木失养，神不守舍也。主以杭芍二两为君，枣仁、远志、茯神、广皮养阴平肝、安神养心，元肉为引。服汤已，是夜得睡。次日言语少半，后用归脾汤加杭芍、广皮之类，四五帖痊愈。缘此症，多由惊骇而起，心藏神，肝藏魂，神魂受伤，心肝失其作用，魄气扰乱也，用药以养心肝，安魂、定魄、开窍、提气为主。心肝得养，则神魂归其故宫，魄气得以拘束，自然无恙矣。

羊耳风病案

庚午夏，信和堂李心培之长子李膏溥，头年患羊耳风病，他医用以承气汤、磁朱丸不效，变成癫狂。他医以承气下之，以寒凉清之，愈用寒凉而渴

---

① 乩（jī）：通过占卜问吉凶。

水愈多，癫狂愈重，每日饮水至小桶数，变成消渴症矣。人以为癫狂，大渴水，满腹邪火，须多用承气汤下之为是。延予医治，主以养心平肝、开窍去风化痰之品，健脾温胃之剂，如于术、杭芍、茯苓、贝母、枣仁、远志、菖蒲、僵蚕、硼砂、元肉、干姜、香橼叶之类三四帖，继用蟾酥五厘吐其痰，癫狂病愈。因先服他医大黄石膏过多以致脱肛疼痛，予用补中益气汤，重用黄芪、升麻，脱肛始愈。

霍乱病案

己巳夏，塘子口张进辅病霍乱，大吐大泻，几乎气脱，凡一饮一食，入口即吐，水药不得入口。予诊其脉洪弦，用以黑梅十余枚和冷水服，饮食方下咽后，用药四五帖乃愈。此症脉洪弦，乃肝热有余，来侮脾土，肝火犯胃，故水药不得入口，黑梅平其肝火，故饮食方能下也。

少阳太阴少阴三经合病坏病案

庚午夏，马久邑赵桂轩之女患病，汗不得法，误下，时腹痛而时大便溏泻，数更医治不效。后延予医治其症，发热已深，不恶寒，太阳阳明已罢，两耳聋，不时渴水，咳嗽胸胁痛，不能自转侧，腹痛便溏，谵语，小便多。此系少阳太阴少阴三经合病坏病也。诊其脉弦数有力，主以元麦枳桔二陈去半夏，加贝母、炒柴胡、石斛、地骨，重用杭芍清之解之。服汤已，谵语止，发热渴水、胸胁痛已减，能转侧，继用小柴胡去半夏，加杭芍、龙牡救逆汤渐愈。龙骨、牡蛎救逆有效者，因前数日被端公火逆所惊犯也。

腹泻病案

戊辰夏末，大我寺巷王羲和之子媳患腹痛，雷鸣下利，前医数更，药已杂投不效，时腹急痛，延予医治。予处以理中汤、防己黄芪汤加厚朴、腹皮、芍药甘草汤诸方收效。

惊吓致病案

丁卯秋，绿桃村张胜之子，年二十，因见牛打降[1]被骇[2]，渐成呆子，不语不行，乞[3]之呆呆，来服药。予主以潞党、于术、枣仁、远志、广皮、郁金、菖蒲、朱砂、杭芍、元肉，服汤已，陆续数日痊愈。

误下致病案

庚午夏，卫市下李友莲之妻，去前年患病，误服承气，本年患心下痛、胁下痛，腹中时雷鸣，人已消瘦，时而下利，延予医治。其苔白而微腻，予主以半夏泻心汤、苓桂术甘汤，因系风泻，又用痛泻要方重用杭芍，加麻黄。转至大腹痛，又用小建中汤、六君汤加厚朴、泽泻，又继而用芍药甘草汤加防己、腹皮、茯苓、泽泻诸方后，又转至少腹痛下利，换以真武汤，二帖乃愈。

发热腹泻病案

卫市上蒋美珍，患病发热腹泻日久未愈，发热汗出、腹痛，雷鸣下利。予主以真武桂枝汤，而表里俱愈。有时腹满，加厚朴；腹痛，重加杭芍；雷鸣，加腹皮、防己。忽而足趾浮痛，用仲景麻黄杏仁苡仁甘草汤而愈。忽而喉痹，用元麦桑白汤而愈。忽而发热，肝火吞酸，用八味逍遥汤治愈。忽而足趾浮，腹泻，欲吞酸，用痛泻要方并麻黄杏仁苡仁甘草汤合而用之，腹痛泻、足趾浮俱愈。日久足太阴脾已亏，肝旺，微发热，用柴芍六君汤。

---

① 打降：以武力降服对方。
② 骇：惊吓。
③ 乞：异体字。同"定"。

小儿咳嗽治验

余每治小儿发热恶寒、咳嗽，数日病未退，风气入肺，鼻孔扇动，并发喘者，将成慢惊风矣，用以桔梗、茯苓、广皮、杭芍、薄荷、钩藤、姜虫[①]、全蝎、冬花、炒柴胡、竹茹，治愈者多。热喘，用杏仁、贝母；不喘，冬花、杏仁俱不用。

白喉病案

白喉症者，悬雍垂两边咽痛，起白点、白块，咽水痛，有微热者，予主以淮元参、寸冬、贝母、桔梗、薄荷、甘草、广皮、白芷，治愈；有热者，可加连翘、牛蒡子、金银花。如寒痛，口水多，舌青白，用附子三钱、白蜜一两治之。

牙痛病案

余戊辰冬患牙痛，口中有黏沫，冷食热食俱痛不了，肝热喜饮酸，用元麦六味饮服之颇效，不过好得一日，仍发作，如此者三四次，后用乌梅煎汤漱之，每吐出黏沫数次，至黏沫无时而愈。乌梅汤微饮下少许。

若初[②]二兄治明五出痘药方

乙酉年十月初六，明五未满一岁，日夜发热，因伤风未清，大小便稍热。方：沙参、荆芥、葛根、陈皮、黄芩、枳壳、桔梗、茯苓、甘草。

初八日，痘微有点若隐若现。服方：沙参一钱、升麻三钱、葛根五钱、

---

① 姜虫：即僵蚕。
② 若初：余道善（余性初）之二兄。

茯苓六钱、甘草二钱。

初九日，发热未退，手足尖冷，痘点渐大，他处正现，服方吐奶，沙参钱五、桔梗五钱、升麻五钱、葛根一钱、茯苓五钱、甘草三钱、藿香三钱。

十一日，未发热，痘已出者，似有清浆未出者尚在长。服方：沙参钱半、升麻三钱、葛根一钱、紫草三钱、甘草三钱，灯心引。

十二日，痘已全现带上清浆。服方：沙参钱半、黄芪一钱、秦归七钱、川芎四钱、升麻三钱、桔梗三钱、甘草五钱，糯米引。

十三日，痘正上浆，觉气不足，手心热。服方：沙参二钱、黄芪钱半、升麻三钱、桔梗三钱、当归七钱、川芎四钱、白术一钱、甲珠三钱、甘草七钱，糯米引。

十四日，浆带稠，略欠饱满，大者见痂影，服前方加洋参。

十六日，痘结痂，犹有稠浆者，大便金黄色，带风沫。服方：潞党二钱、漂术钱半、当归钱半、杭芍钱半、茯苓一钱、甘草一钱。

二十日，痘痂退一半，服解毒汤，药方：党参二钱、漂术钱半、秦归钱半、连翘一钱、箭芪一钱、牛蒡一钱、银花七钱、虫退五钱、茯苓钱半、桔梗六钱、甘草八钱。

小儿出痧子病

小儿出痧子[①]症，发热、待出不出之时，用升麻葛根汤升之。凡痧症，以开提肺气、和血祛风、清热解毒为主，要见咳见泻为佳。咳者，痧子出皮毛来也；泻者，风热内出也。

通用方：桔梗、茯苓、当归、川芎、荆芥、防风、连翘、牛蒡、甘草、姜皮、竹叶引。痧症热者颇多，寒者实少。痧见紫红色，苔红黄色，渴水者，加黄芩、栀子；舌尖鲜红心火者，加黄连。至若痧不红紫，不渴水，舌白者，属寒，芩连栀翘牛蒡银花等味不能用也。痧症，忌服石膏、大黄、桃仁、香

---

① 痧子：麻疹的俗称。

附、赤芍、天冬、花粉。

小儿痘症

小儿痘症，痘已出，仍以提气和血为主。通用方：人参、白术、当归、川芎、茯苓、桔梗、甘草。顶子不平，反陷，为气不足，加黄芪，重用参、术。至于血分太热，血已干枯，或成紫黑色，或成空壳，痘不起者，宜用犀角磨水，服生地、黄连、粉丹、当归、川芎，热退痘上浆，加白芷、黄芪于通用方中。小儿痘症，忌服皮硝、大黄、桃仁、红花、石膏破气破血等药。

三阳湿热症案

庚午七月，赵州陈鹉患三阳湿热症，宜用柴苓汤清解，诸医用药杂投，反以火灸之，以肉包之①，成了少阴坏病，延予诊视。其症状但欲寐，人事不知，不能转侧，手足不能动，牙关闭，发热，唇口红，左手脉散涣，用以玄麦二陈加炒柴胡、桔梗，气息奄奄，危险。纳通关散入鼻，得嚏。次日，用前方去半夏、桔梗，继用芍药甘草汤、柴苓加龙骨牡蛎救逆汤、柴苓加地骨汤、人参、寸冬、杭芍、枸杞、茯苓养阴数剂，方能言语。少腹一饼痛，真武汤去附子，重用杭芍，加龙骨、牡蛎，少腹硬痛始解，利湿数帖，湿方去而小便始长，养阴多剂，越二十日大便方通，手足微痛，正是正气大亏，阴养不足，稍有风湿伏于少阴不去，至亥子时少阴主气之时，手足疼痛，旁言不知，误信他人更医，误以为风，用䗪虫杂投，又稍变重矣。八月二十后，予回榆，仍以补气养阴、去风湿之品，由大春堂开二方带去。

口干不渴水，是脾土不足，不能运化津液，宜用甘草干姜白术汤：炙甘草四钱，干姜、于术各三钱。

---

① 以肉包之：其意待考。

两耳后疼痛连及下腮，或肿起，无论发热不发热，宜用人参败毒散，一服即愈。若有结核为瘰疬者，加连翘贝母散之。两耳属少阳经脉，少阳胆木旺于春令，此症多发作于春日，为春温症，肿者，名大头瘟症。

花柳疮案

庚午秋，春牛寺赵惺堂患花柳疮，阳物缩并①，小便溺时甚难，其疮起自肛门，背脊冒顶，下至鼻孔俱有疮，喉中牙根俱痛，口中臭味不堪，闻之令人畏惧。以乃任督二脉中毒太深，甚为危险。予先用以梅毒三物丸一两，以七日服完，服后而缩并下部以及背脊诸疮俱愈，唯喉间痛甚，口臭未解，继用以梅毒散三付，喉痛口臭俱愈，余毒稍未尽，再用以解毒散二帖，遂痊愈。

咳嗽病误治案一

庚午腊月，卫市下李开富患外感咳嗽症，他医杂投以桃仁、赤芍、香附等味，遂成红痰，恶寒，发热，头痛，不时汗出，渴水，舌厚白干燥，小腹硬痛，一咳而胁痛如常，延予医治。诊其脉弦浮而数，主以元麦枳桔二陈六一散，去半夏，加贝母、杏仁、炒柴胡、栀子、黑荆芥、鳖甲、牛膝、地肤子、桑白，二三帖后，舌润腻，始用三苓利之，以楝肉、葫芦巴、橘核、地肤子、杭芍治愈。自汗渴水，用六一散治之，也愈。

咳嗽病误治案二

辛未正月，春牛寺赵光彩患外感咳嗽，被他医用大黄、天冬、香附，误服三帖，遂成胁痛、红痰、渴水、发热，近其榻则臭气不堪。予用以元麦牛膝鳖甲②枳桔二陈，以贝母换半夏，加炒柴胡、知母、黑荆芥治之。至次日，

---

① 缩并：原作"繡井"，疑误。
② 鳖甲：原作"别甲"，据医理改。

发热、渴水、红痰俱退，再用元麦、枳壳、桔梗、茯苓、泽泻清其余邪，利其潮湿而愈。

咳嗽病误治案三

庚午腊月，西城尾李建侯患热伤风咳嗽，被他医误下，遂成少阳少阴热症，脉弦数有力，痰难咳，大渴水，舌黑而紫红，自利。予主以元麦枳桔连翘栀子柴胡重剂。至次日，病退一半，又服犀角水，又服清解一帖，奈以隔城二十里之遥，未能继续服药清理后法，三四日后而死。此少阴证，须服至一二十帖方可。

便血误治案

庚午腊月，邮政局罗云峰素患便血，至腊月寒秘，大便难，两手得革脉，极有力。他医因其脉有力，不知革属营虚精亏之脉，误用硝黄下之，遂伤其胃阳，饮食大减，周身发痒，起红疹，面微浮肿。予主以补中汤，土炒归，加杭芍、白芷、黑荆芥、苍耳子治之，继用归脾汤加苁蓉、枸杞治之，数帖而愈。

患寒凝于中病病案

辛未正月，打铁街龚兴发因患寒凝于中，腹内疼痛，心中嘈①杂，少腹硬痛，坐卧不安数日矣，舌白色，予主以黑附片、干姜、良姜、明党、茯苓、苍术、芦子根、官桂各五钱半，半夏一两，服一帖，而腹痛，后雷鸣下利几便。有时加麻黄、细辛、肉桂，有时加黄芪、防己，连服至八九帖，每帖俱下利几便，而舌愈青白。此症寒凝日久，如冰雪然，服大热药而下利者，为

① 嘈：原作"漕"，据医理改。

红日照冰雪而化为水，冰化水之时，即腹痛雷鸣，既化为水于肠中必下利也。

厥阴消渴症案

辛未五月，魏法明之子患病月余，系时消渴，口舌不燥，时时下利清水或绿水，时而发热，眼生干眼屎，此属厥阴消渴症也，依古方乌梅丸，一剂而愈。

三阳湿热误治案

辛未六月，马久邑那国宝之姐患三阳湿热证，被他医误下，又延数日，热传少阴，下利、发热、舌心一大路红。予用以柴苓汤去半夏加栀子清之，服汤已，发热止，渴水亦止。至次日，复发热，渴水又起，未服药。至次夜，消渴，下利，烦满而大喘，手足温。又次日复诊，其舌苔中暗红、边青白。手足温者，太阴证也；消渴，下利，烦满，厥阴证也；苔色暗红①，喘，下利，少阴证也，命在旦夕矣。予主以白通加人尿猪胆汤，喘顿止，发热渴水稍轻，复用元麦、枸杞、炒柴胡清之，养其阴。因误下成痞，用以元麦小陷胸汤，其痞不解，复诊其症，发热、消渴、下利，喜吞酸，主以乌梅丸一帖，下利止，渴水，微干呕，痞未出，又主以半夏泻心汤，呕与痞俱愈。

久病传少阴厥阴病案

辛未八月，小邑庄施占元之母病数日后，传经至少阴厥阴，口渴唇润，舌尖紫红，全舌紫黑而燥，其脉如雀啄，此症已危。予用以羚羊角、黄连阿胶鸡子黄汤，其病稍好。次日手足冷，舌未退，主以白通加人尿猪胆汤，服汤已，手足温，舌退一半，又主以元麦六味饮，苔色已润，微渴而咳，又用

---

① 暗红：原文无，据医理补。

元麦二陈去半夏加桔梗汤而愈。

久病便血病案

余辛未七八月，便血复发，常有脱肛，因劳碌未得休息之故。服棱顶炖肉，未克见效。依《存真集》，两关脉弦而无力，用理中汤。下陷，加升麻、柴胡，便血止而头额闷痛，因升麻升举之故。二次便血用理中加银柴胡、黄芪神效。

头风病案

治头风疼，乃阳虚也，用六君子汤，加附片神效，引用姜枣。何以知为头风？以浅而近者为头痛，深而远者为头风。头风疼者，时间长，连日而痛不休也。

胎漏病案

妇人有孕胎漏，见红是也，以保产无忧散治之，如诸方不效，宜用失笑散止之。失笑散方：醋炒蒲黄、五灵脂、香附。

口干燥不渴水病案

治口干燥不渴水，是足太阴脾不能运化津液之故，宜用甘草干姜白术汤：炙草四钱、干姜三钱、于术二钱。此方又能治咳嗽日久将成肺痿之症，可连服至一二十付。

治痰厥头晕宜用半夏天麻白术汤。

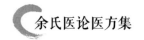

小儿伤寒病案

辛未十月，小女余振莲患病数日，予由下关归来，其症恶寒发热头痛，舌白尖红，脉小迟无力，日轻夜重，大渴饮茶。渴茶消水，肝有热也；日静夜烦躁，热入血室。乃用柴葛解肌汤去石膏，服药时，药味甜，至夜吐清口水无数，继用元麦小柴胡不效，渴茶水愈多，又用元麦小柴胡去半夏，加银花、银胡、连翘、石斛，病不退，成下利不止，大渴吞酸，黑梅黄果多数，足逆冷腹痛，主以四逆散不效。甘草干姜汤，阳气不还，唇口干枯起壳，大吞酸下利，足逆冷腹痛，又用乌梅丸，白通加猪胆汁汤，俱不效。继服异功汤，加五谷虫、蓼实子①、炒柴胡，仍不效。服以上诸药，味俱苦如常，且发呕，连用异功汤加炒柴胡三四帖，下利方止，小便多而恶寒发热足冷，仿佛六经中风症，主以小续命汤，仍不效。然此症大吞酸、消水、唇燥、舌白，是肝有热而无火也。若肝有火，舌见红色，脉见弦数，用龙胆、芦荟、栀子，肝胆火即平矣。因舌白，脉小无力，是肝有热而无火之确据。腹痛不满，如太阴腹痛，杭芍不能医治，此是少阴腹痛；足厥逆而重在亥子丑时间者，是少阴厥阴厥逆也；恶寒甚，日近太阳夜近火，此为太阳寒证；耳微聋，有少阳证；不眠，有阳明证；欲呕，有太阴证，三阴三阳六经错杂之病，碍难医治。于无可如何间，从其恶寒甚，腹痛甚，小便多，舌白脉迟，虽大吞酸，是为真寒假热，从此下手，先用甘草干姜附子汤，继用麻黄附子细辛汤，续用真武汤。因呛，加细辛、五味，又四逆汤加麻黄，呕乃止，吞酸、恶寒稍减。补中益气汤加附子、桔梗四五帖。真武麻黄细辛汤、羚羊角水一酒杯，于是恶寒发热、腹痛、鼻准骨痛俱退尽，吞酸、渴水方止，唇润变为白色，胎成青白色。又服桂附姜六君子汤祛寒诸药而愈。按：治此症，丝丝入扣，极其微，如见其吞酸消水唇焦，误投寒凉硝黄、龙胆诸品，死生立判，学者于此，细心参究加察之，而于六经诸证亦思过半矣。

---

① 蓼实子：别名红蓼。《滇南本草》载其可"破血，治小儿痞块积聚，消一切年深日久坚积，疗妇人石瘕症"。

痛泻治验

室人董氏，性情乖张，动辄发怒，常有腹痛，甚而泻，以痛泻要方加香附服之，屡服屡效。

喉间干痰治验

治喉头有火，有干痰在其间，咳不出来，咽不下去，咳时喉中如小鸡声，用贝母射干薄荷，治之屡效。

过汗致病案

壬申五月，有马久邑人张姓，患自正午至亥子时发热，不恶寒，自汗出半月余，他医用发表服过一二十帖不效，心下悸跳，然此症发表汗出过多，然汗为心液，心液受亏故悸跳，宜用补心峻剂，方能止汗，主以桂枝四钱、炙草三钱，一服而汗止半，再服而汗全止乃愈。

羊耳风病案

辛未冬至申春，果子园赵玉清患羊耳风症数年，请予诊治，然此症多属寒痰，心肝失其作用，以祛寒化痰、养心开窍、提气为主，服药不过二十帖而愈。大略主方：明党参六钱、于术八钱、茯苓六钱、半夏一两、广皮二钱、附片五钱、枣仁三钱、远志一钱、僵蚕二钱、菖蒲二钱、龙骨三钱、硼砂三钱、全蝎五钱、炙草一钱、生姜一钱、生铁落一两、香橼叶五钱、砂仁二钱、杭芍五钱、黄芪五钱，每次掉换二三味。

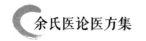
疟病案

壬申七月，西门外蒲朝珍之母，年八十余，患疟，他医服过药数帖，已成不能言，舌不能伸，两手寻衣摸床，奄奄待毙。延予医，视其有但欲寐、发热，予主以补中汤加枣仁（生用），先纳通关散入鼻去嚏。次日复诊，口能言，舌能伸，见其舌心一块色如酱黑，边润，微渴水而咳，主以元、麦、枳、桔、炒柴胡、枸杞、茯苓，寻衣摸床乃止，再服一帖而渐愈。

三阳湿热误下病案

壬申年六月，李时泰之妻杨氏，先患三阳湿热证，被他医误下，误服发表、苦寒之剂过多，遂成但欲寐、直视、遗尿、发热、不省人事、耳聋、身重不可转侧，苔厚腻，脉洪，已成大危险矣。余诊视，乃用柴胡加龙牡救逆汤去芩，加生枣仁、益智仁、茯苓、车前子，未见大效。次日，用归脾汤去归加枸杞、苁蓉、莲米、生枣仁、地骨、炒柴胡，二日后遗尿止，直视但欲寐解，继服养阴退热去湿缩小便、补中归脾等七八帖，能转侧，舌厚腻，耳聋，发热俱解，自己能服药，在铺上可坐，唯胃气未复，饮食少良，由先服苦寒之品太多所致。隔几日，发热、头痛如疟状，风寒伏于经络，阳虚之故，用以补中归脾引经加减治之，陆续自然痊愈。无如彼等信仰不坚，另延他医，用木通、花粉，又成遗尿，又用破血破气诸品，四肢已成硬直，不省人事，种种坏病发现矣，此人或生或死，视其人之气数主之耳。

肾泻病案

壬申六月，李佩可患腹泻，每日在寅卯辰时，服他药方不效。此为肾泻，主以四神丸一服而愈：故纸五钱、吴萸二钱、肉豆蔻三钱、五味一钱、大枣十枚、生姜二两。

少阴腹痛病案

癸酉年五月，余振莲女患发热、恶寒、汗出渴水，每至夜半腹痛甚，至五更乃止，此为少阴腹痛也，主以真武汤加桂枝，一帖而痊愈。

三阳热传少阴及三焦病案

癸酉年五月际，登江^①施秉忠患病数日，他医杂投已下，后延予治，见其苔黑干燥开裂，舌本底鲜红，唇焦，渴水，发热。予主以凉膈散和黄连阿胶汤加柴胡治之，一服而病已退一半，再服黄连阿胶汤而愈。按：此证系由三阳热传少阴及三焦之病也。

发热谵语病案

六月秉忠之弟施秉鸯病数日，发热而咳，不省人事，日夜谵语不休，渴水。予主以小柴胡龙骨牡蛎救逆汤加枳桔治之，次日知人事，谵语微，舌黑兼红，渴水，用以黄连阿胶汤加桔梗、炒柴胡而愈。

太阳少阳厥阴同病案

七月，侄女振芬患水气病，发热数日不退，胁痛硬，以枳、桔、小柴胡、香附不效，继用柴苓加枳壳、桔梗、鳖甲、牵牛、通草仍不效。查其发热尚有恶寒，并无退时，有太阳证在；胁硬痛系厥阴停水，微渴水，欲酸饮。以麻黄、桂枝、茯苓、甘草、栀子、枳、桔、牵牛治之，汗出，太阳证罢，尚有少阳发热而胁硬痛不退，继用银胡、地骨、枳、桔、茯苓、甘草、香附、

---

① 登江：地名，疑为澄江。

鳖甲、牵牛，一服而少阳发热退尽。胁部不解，看其舌边尚鲜红有子，似有心火，予始悟两胁部分属于少阳厥阴，从左右金汤下手，用以吴萸、黄连、良姜、菖蒲、枳、桔，服后胁痛消，次日再服一帖，胁虽不痛，硬块不消，是停水不去，只得用逐水之品，主以海藻三钱、萸、连、枳、桔，加木防已汤，一服水消一大半，再服胁硬块消尽，唯手足微麻，用二陈、木防已汤。

少阴厥阴兼柔痉病案

丙子三月，大水沟上杨茂池之子患病数日后，请予医治，其症现象：目不能视，口不能言，手足躁扰，苔黑燥，渴水，汗出，时时发痉，发热，两足厥逆，命在旦夕。此病在少阴厥阴兼有柔痉也。予主以白通汤加胆汁、生枣仁、杭芍，次日手足躁扰已无，两足已温，汗出热退，目能转睛，舌黑燥已退，耳能闻，唯柔痉尚在，又用以桂枝汤加生枣仁、连翘，服后而痉愈。

太阳阳明合病案

丁丑七月，南门外杨以智患太阳阳明二阳合病，下利兼肠风血痢，其症微恶寒，发热太甚，手不可近，时时渴水，下利血水血块，人事昏迷，下利自不知也。主以葛根黄芩黄连汤一服，发热已退，渴水止，人事知，下利减半，现出手足逆冷，白腻苔，仍有肠风血痢，主以四逆四苓加地榆汤一服而手足温，小便利，血痢止，唯有腹痛白痢在，主以香连归芍平胃汤收功。

观音大士批 张柱之母求药方

上下乘隔气时逆，火盛水浸又有余，真极无从相转合，悠游病体待时机，灭火抽尽釜底水，营卫相关疾见寥。

方：巴豆黄连两相攻，陈皮芍药气相通，天雄知母加黄柏，瓜蒌逢源妙和中，外添稀粥作食用，三日如此见大功。

日衄脚汗年余求方

李翰香日衄，脚汗年余，求方。

紫阳帝君批：

此衄因气逆而成，故血升而不降，宜引血下行使气血调和，则百脉流通，则病消矣。

方：当归、川芎、牛膝、黄芪、苍术、白芍、贝母、丹皮、黑荆芥、棕灰、于术。又方：丹栀四物汤兼五苓利而和之，则血止而汗亦止矣。

摘录验方数则

治难产方　用杏仁一枚，去皮，一边写日字一边写月字，用蜂蜜粘住，外用熬蜜为丸，滚白水或酒吞下。

治水蛊方　用干丝瓜一枚，束皮，剪碎，入巴豆十四粒同炒，以巴豆黄色为度，去巴豆，用丝瓜炒陈仓米如丝瓜之多，候米黄色，去丝瓜研之为末，和清水为丸如桐子大，每服百丸皆愈。

治骨鲠病噎食方　用鹅血饮之神效。

治中风方　以荆芥穗为末，以酒调下三钱，神效。

治走马牙疳方　用瓦垄子（比蚶子[①]盖小，用未经盐酱者），连肉火煅存性，置冷地，用盏盖覆候冷，取出碾为末渗患处。马蹄烧灰，入盐少许，亦效。

治痘疹黑陷方　用沉香、乳香、檀香，不拘多少，放火盆内焚之，抱儿于烟上熏之即起。

治恶疮方　取冬瓜一枚，中截之，先以一头合疮，候瓜熟，削去再合，热减乃已。又方：用蒜泥作饼，疮上灸之，不痛者灸至痛，痛者灸至不痛。

小儿耳后生疮　肾疳也。地骨皮一味为末，粗者热汤洗，细者香油调擦。

---

① 蚶（hān）子：软体动物，介壳厚而坚实，生活在浅海泥沙中，肉可食，味鲜美。亦称"魁蛤"，俗称"瓦垄子""瓦楞子"。

治血崩方　当归、荆芥各一两，酒水各半煎服，立止。

治痫奇方　用当归末阿魏丸，白滚汤送下三服而愈。又方：黄花地丁捣取自然汁，一酒盏，加蜂蜜少许，服之神效。

湿痰肿痛不能行　用豨莶草、水红花、萝卜秧、白金凤花、水龙骨、花椒、槐条、苍术、金银花、甘草，以上十味，煎水蒸患处，温洗之。

小肠疝气方　乌药六钱、天门冬五钱，水煎服，神效。

小便不通方　芒硝一钱，研细，以龙眼肉包之，细嚼咽下，立愈。

治瘤方　用竹刺将瘤顶稍稍拨开油皮，勿令见血，细研铜绿少许放拨开处，以膏药贴之。

接骨方　土鳖用新瓦焙干，半两钱醋淬七次，自然铜、乳香、没药、菜瓜子仁各等分为细末，每服一分半，酒调服。上体伤食后服，下体伤空心服。

治疫肿头面方　金银花二两，浓煎一盏服之，立消。

溺水或服金屑　用鸭血灌之即瘥。

耳暴聋　用全蝎去毒，酒调滴耳中，闻水声即愈。

金疮伤　独壳大栗研干末敷之。

治喉痹乳蛾方　用蛤蟆衣、凤尾草擂细，入盐、霜梅肉，煮酒各少许，调和再研，细绞汁，以鹅毛刷患处，吐痰即消。

恶疮肿毒初起　当归、黄柏皮、羌活为末，生鹭鸶膝捣汁，调敷疮之四围，自然收毒，聚作小头即破，切不可并疮头贴之。

针入腹　用糙炭末三钱、井水调下，或用磁石一块置肛门引之即下。

枸杞子油点灯观书　能益目力。

痢疾　用新采藕节研细，热酒调服。

眼病生赤内障治方　白螺一枚去掩，以黄连末糁之，置露中一夜，晓取肉化为水，滴目则障自消。

治嗽验方　香橼去核，薄切作细片，以清酒同研，入砂罐内煮令熟烂，自黄昏至五更为度，用蜜拌匀当睡中唤起，用匙挑服甚效。又方：向南柔桑条一束，每条寸折入锅中，用水五碗煎至一碗，渴即饮之。

治水肿方① 用田螺、大蒜、车前草和研为膏，作大饼覆脐上，水从便出即愈。

治肾虚腰痛方 杜仲酒浸炙干，捣罗为末，无灰酒调下。

川椒、黄柏煎汤 磨松烟染笔，藏之可经久不蛀。

治食生冷心脾痛方 用陈茱萸五六十粒，水一大盏，煎取汁去渣，入平胃散三钱再煎热服。

治麻方 日食白冬瓜三大碗而愈。

治耳出脓神方 用梁上尘、盐胆、冰片、枯矾和研，吹之即愈。

入参汤内之水 须用活水，止水无效。

---

① 治水肿方：出自《养疴漫笔》。

奇方妙术
（上、下）

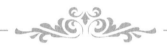

原　著　清·余道善

整　理　聂坚　梁玲

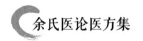
内容简介

　　《奇方妙术》是大理名医余道善先生精选多年临证诊疗中行之有效的良方验方，集独特疗法之道所作。该书分为上、下两部分，以常见病为纲，详细叙述疗病方药。书中记叙其点滴积累的临床用药经验，总结地方特色用药，介绍疾病的特色诊疗方法方药，基于中医根本之辨证论治而突显中医取效之简、廉、验、捷的优势，尤其详尽疑难杂症之特色疗法、外治方法，值得后人借鉴学习。

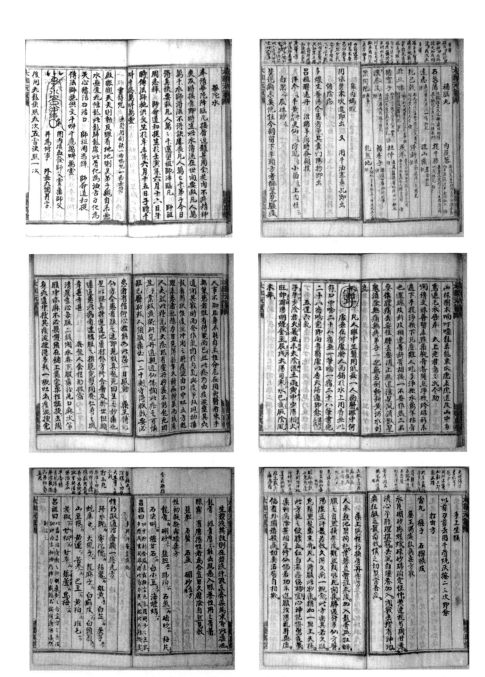

《奇方妙术》部分书影

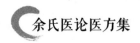

《奇方妙术》（上）

目 录

开篇文诰

药王诰

启请师祖大医王，回生起死再高强，愿请随行同吾去，愿求患者早安康。弟子去时不变身，随身断后到家乡，交财接物变家宅，化作万丈火坑塘，有灵有感人恭敬，愿求香火大开张，大怨大愿大圣大慈，敬礼南天竺国，九祖龙树万法药王，竺天上帝，玉陛下。

孙真人诰

启请孙仙大真人，三天门下炼丹成，走火闻风过世界，常有妙药带随身。身穿红袍，腰缠金带，头顶乌纱，脚踏火轮，蓬莱海会三千客，澜浮世上作医人，客貌堂堂人钦仰，衣冠巍巍鬼神惊，橘井炼丹成杏果，点石成金化万民，人有百病来请我，护助弟子救苍生，千虔稽请千家应，万民恳请万来临，大怨大愿，大圣大慈。

祖师唐朝得道，医国主教孙仙神圣真人　幕下

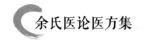

验方集一

林文忠公戒烟良方

每一分瘾，服药一分量，瘾之大小加减进服，初服换至五服，概炼蜜为丸，五方服完，瘾自退矣。

第一方：潞党一两，附片一两五分，粟壳、黄柏、陈皮、黄芪、银花、大枣、生地、甘草各八分，干姜五分，当归、木香、沉香各四分，天麻、于术、黄连各六分，柴胡五分，升麻三分，红糖二两，头道烟灰二两。

第二方：潞党、明党、广皮、甘杞、粟壳、益智、玉竹、杜仲、黄芪、银花、生地、黄连、茯苓、甘草、干姜、半夏、旋覆花各五分，枣仁四分，沉香分半，大枣六分，红糖一两，烟灰八分。

第三方：粟壳、冬花、续断、使君、鹤虱、牛膝、于术、甘草各六分，银花七分，白芷五分，红糖、干姜、潞党各一两，烟灰四钱分。

第四方：潞党、于术、甘草、粟壳、黄芪、银花各五分，续断、使君、白芷、牛膝、五灵脂各三分，冬花四分，红糖一两五分，干姜八分。

第五善后良方：此方加倍多服亦好。潞党、黄芪、银花各八分，干姜、甘草各五分，于术七分，寸冬六分，大枣三分，红糖一两，南瓜藤五两。

林文忠公戒烟普通方：明党、潞党、茯苓、黄芪、炒玉竹、黑姜、烟花、杜仲、广皮、甘枸杞各四分，枣仁二分，旋覆花、炙草、半夏、益智仁各二分五，大枣、烟灰各五分，红糖半开。

治跌打疼痛并肿方

栀子末、麦面和醋，拌匀敷之，止痛消肿。

神曲方

藿香、厚朴、半夏、枳壳、柴胡、香附、焦楂、荆芥、防风、苏叶、茯苓、香薷。

备急丸

大黄、干姜各二两，巴豆（去壳油）三分，同饭杵为丸。

木香槟榔丸

丁香、广木香各二分，干姜、陈皮各六分，麦芽一两，巴豆（去油）六十粒，神曲六分，醋合为丸。

止泻丸

肉豆蔻二分（去油），吴芋、广木香、于术、补骨脂、茯苓、车前子、大枣。

吹耳散

东医：干胭脂、海螵蛸、枯矾、龙骨、赤白脂、蜜陀僧、胆矾、青黛、硼砂、黄连各一分，龙脑二分，麝香一分。

黄柏、白芷、防风、雄黄、滑石、硫黄、龙骨各五分，蒲黄、枯矾、海螵蛸各三分，乳香三分，冰片二分。

又方：枯矾、龙骨各三分，黄丹二分，胭脂一分，麝香少许，研末，易冰片。

冰硼散

黄柏、黄芩各五分，硼砂、青黛、薄荷、百草霜、荆芥穗各三分，桔梗四分，甘草二分，冰片一分。

外伤溃脓方

黄连、雄黄、绿矾、枯矾、滑石各三分，冰片一分。

汤火伤方

寒水石、煅石膏、真元粉各五分，青黛二分，冰片一分。

万全油方

花椒、木鳖子、冲天子各四两，大枫子、五倍子、虮床子各二两，黄柏、吴萸各一两，白鲜皮二两，食盐四两，生地、白芷、赤芍各二两。

疳疮药方

火硝、硫黄、枯矾、雄黄、食盐、吴萸、花椒、黄柏、甘松、甘草、白芷、冲天子、虮床子、大枫子、青蒿、白鲜皮。

桃花生肌散

跌打刀口用。

石灰一斤，大黄四两，研末同炒，如桃花色为度。

治伤方

丹砂、雄黄、矾石、磁石、石胆。五毒之剂，研细末，敷之，立效。

补脑丸

肉苁蓉（酒浸一夜，去土，剖开去内白膜与筋，如单叶一样泛，午至酉酥炙）二两，石菖蒲（以铜刮去皮毛，嫩桑枝相伴熏之，晒干去桑，不可放铁器）四分，提牛膝（去尘土，黄精汁浸，又用酒浸一夜，焙干）十五两，远志（去心，甘草汤浸一宿，晒干）一两，怀山药（蒸后，晒干）二两，杭巴戟（枸杞汤浸一宿晒后，酒泡一夜，菊花同焙黄，去菊去骨）三两，续断（去筋，酒浸一夜，焙干）二两，北五味（以铜刀剖开，用蜜合蒸泛，巳至申晒后，清水浸一宿，焙干）十五两，茯苓（去皮心，研细，水内搅之，浮去沉用，要去苦筋，否则令人瞳子黑暗）三两，楮实子（水浸三日，搅之浮去沉用，晒干酒浸一夜，自巳蒸至亥，焙干）二两，杜仲（去皮，盐酒、蜜水拌后炒，断丝）二两，淮枣皮（去核，蒸肉皮，煨火焙干）四两，茴香子（酒浸一宿，晒后焙黄）二两，果枸杞（去蒂）四两，干熟地（土锅炖三日，木甑蒸之，伴酒，九蒸九露）一两。

鼻内蚂蟥

用绿矾末，吹进即出，或用牛油塞鼻孔，即出。

缩阴症

多煨生姜汤，令患者熏其粪门，阳物即出。

吕祖醒迷丹

治猪羊痫时发颠仆。

洋参三分，牛黄五分冲服，灵仙两分，防风两分，小茴两分，上肉桂一分，白果六个，朱砂二分。

莫说癫来莫说狂，今朝留下草头方。香橼叶是祛痰药，梧桐枝名降火汤。竹叶木瓜皆有益，金萱黄菊两无伤。撮来件件皆仙饵，一笑天然寿命长。

天师救呆玉神方

治愤怒抑郁羞恚成痴。

洋参、秦归、杭芍、生枣仁、半夏、石菖蒲、甘草各一两，郁金、神曲、南星各五分，茯苓三两，附片一分。上药以十碗煎至一碗灌之，以羊角去尖插入耳灌听，其自睡自醒。

脑疼脑漏，鼻中流黄水，有虫食脑

取丝瓜藤，近根三五尺，烧灰存性为末，每一分，烧酒下。

七厘散

治跌打损伤，骨断筋折，血流不止或金刃伤，食嗓割断，不须鸡皮包扎，急用此药。干糁定痛止血，先以药七厘冲酒服之，量伤之大小，复用酒调敷立效，并治一切无名肿毒，汤炮火灼为前法，轻者不服。血竭一两，麝香、冰片各十二分，乳香、没药、红花各十五分，朱砂十二分，儿茶十九分，端午日配更好。

太极真人赐李延藩癫病方

紫石英、寒水石、赤石脂、白石脂、石膏、滑石、龙骨、牡蛎、酒军、甘草各一两，桂枝、干姜各五分，铅丹三分，共十三味，研末，每服五分，用井花水吞服。

磁朱丸

磁石、炒朱砂各二两，神曲三两。

吕祖赐癫犬咬救命方

巴豆、雄黄、郁金、斑蝥、栀子、绿豆，共研细末，水打成丸，服后或吐血。

药王赐癫狂药方

冰片、硼砂、蟾酥、朱砂、琥珀、姜虫、黄连、杭芍、甘草。

药王赐药，慎服药方，名曰换骨丹

人参、熟地、果杞、苁蓉、益智仁、龙骨、牡蛎、枣皮。

药王赐普救神方

治一切头痛，发热恶寒，一身尽痛，四肢重，发汗止汗，腹痛小便赤，咳呕等症。

桂枝八分，柴胡二两，半夏一两二，黄芩一两二，白芍一两五分，羌活一两，独活一两，麻黄一两，厚朴一两五分，陈皮一两，猪苓一两，茯苓一两五分，泽泻一两，苍术五分，香附一两五分，藿香一两，紫苏一两，知母八分，生姜。

温白丸方

制川乌二十五分，紫菀、柴胡、厚朴、菖蒲、桔梗、牙皂、干姜、黄连、吴萸、人参、肉桂、巴豆（去油）、茯苓、花椒各五分，叠成丸，如麻子大，每服三五七丸，以通利为止。

治寸白虫方

乌梅七个，花椒（去目）二十一粒，稻草二十一节，三味煎汤，吞雷丸、使君子末，未吞药，先服香东西①。

洗手神药方

生南星、生半夏、生川乌、生草乌、桃仁、红花、五加皮、赤芍、香附、牛膝、续断、骨碎补、当归各等分，用烧酒、七醋各五碗，同煎，用以洗手百日。如手近人处，其处不能动矣，即以此水洗解。

行步不倦方

生龙骨、赤石脂、红梅、筠姜、防风、官桂、北箭芪各等分，研细末，白糖炼丸为梧子大，每服十丸，擦足心二丸，若不走，用草纸入冷水，贴两膝下龙眼，即解。

跌打损伤内服外擦方

马前子（去毛）、乳香、没药、麻黄各四两，红花、自然铜各一两，臭虫二两。

跌打疼痛内服方

马前子，一名番木鳖，一名伏水。

马前子、麻黄各等分，研末，每日服二三分。

杨梅结毒熏药方

熏后牙齿受害。

黄丹、水银、雄黄、轻粉，四味研末，用黄纸裹条燃火，熏鼻孔，熏时口衔冷水，一呼一换水。

---

① 香东西：指炒瓜子、花生一类，服药前先食此以引动寸白虫。

牙痛、风火牙、虫牙仙方

青盐五分煅红，栗炭灰五分，壳槟榔煅灰五分，韭菜子五分，共为细末，擦上立止。

解诸般毒物，毒死不怕，只要心中暖热可救，防风为末调冷水服即解。

误服鸦片烟

常山叶煎汤服即吐。

膀胱疝气

升麻、黑丑、茴香子、荔枝核，共为末，每服二分五分。

气肿丹腹

沉香、木香、胡椒、巴豆（去油），共为末蜜丸，在上葱汤，在中陈皮汤，在下牛膝汤，周身肿，三引全用。

老少目病用此，能开翳复明。瞳人缺者能圆，陷者能起，突者能平。

夜明砂三十五两，晚蚕砂三两，二味用醋炒老母鸡肝、老公鸡肝不见水，用铜竹刀切片，研瓦焙黄，共研末，早晚二分，黄酒下，或加凤凰退。

喉瘴不语

玉簪花，阴干为末，吹入喉中，即好。

小儿耳内出脓

穿山甲烧黄、大黄为末，吹入耳中，即好。

移疮方

山白果敷上，用薄竹片打疮旁即愈。

马前散

治一切跌打损伤，每服一分，并治刀口、跌坏出血，封口生肌，神效。

马前子（童便浸四十九日，黄土炒，去毛），枳实（童便浸十五日，黄土炒），二味同为细末，玻璃瓶收贮。凡遇跌打重伤之人，用水酒调服一分，神效无比。并治一切跌伤刀伤，此药敷上，立即封口无痕。

红升白降丹

水银十五两，火硝、白矾各二两，川盐十五两，皂矾一两，升以三柱香为准，降以一炷香为准。

九龙丹

治鱼口便毒，初起未成脓者，并治骑马疮。

儿茶、血竭、乳香、没药、巴豆（不去油）、木香各等分，共为细末，蜜调成一块，磁盒收贮，临时用做丸，如绿豆大，每服九丸，空心热酒送下，行四五便，方食稀粥，重者，间日再服自消。

接骨方

五加皮四两，小公鸡去毛连骨，不沾水不去血，同捣极烂，敷断处，骨即音听至不响，即将药刮去，迟则生多骨，骨折筋断，痛不可忍，取路旁墙脚，来往人小便处，日久碎瓦片洗净，火煅醋淬五次，黄色为度，刀刮为细末，每服三分，好酒下，极效。

跌打刀伤血流不止

元眼核，研细末，敷上止之。

汤火伤

切勿以冷水冷物激之，伤甚先饮小便一碗，即以盐末掺之，护肉不坏，然后用生大黄研细末遍敷，真桐油随将药末撒上，即觉清凉，其痛立止，愈后无迹。

鸡肝散

芦荟、无夷、雷丸、使君子、五谷虫、广槟榔、胡黄连、青皮、广皮、甘草，共研细末，每用一二匙，蒸鸡肝。

治牙痛方

青盐、火硝、硼砂、冰片。

红丝疔

取活蜘蛛一个，放在疔上咬，破即愈。

治肿症方

茯苓、木通、老萝卜根、酒药、枳壳。

治虫毒方

冰片、硼砂、麝香、五谷虫为末，擦七窍。

化虫方

芝麻油蒸葱，虫化为水。

看舌辨证总诀

舌色白微热也，舌黄热深也，舌黑热毒结盛也。又观目有红气红筋，口渴饮水，小便黄赤，大便秘，或溏泄，此邪入里，真实热也。心烦口燥，狂言乱语错妄，不问脉之细数浮沉，皆实热也，急宜下之。若是舌白色，身热恶寒，头疼身痛，腰背脊强，此为表证也。舌淡白色，腹痛溏泄，小便清白，口不欲言，嗽水不欲吞下，目睛了然，无烦躁谵语，安然静睡，此里虚寒之证，宜温补之。大凡人得病，初在表，则舌自红而无白苔等也。邪入于半表半里之间，其舌变为白苔而滑见矣。舌厚腻为潮湿也，厚腻而青白有津液为湿寒；厚而干燥黄，渴饮冷水，此为湿热，不可不明。

舌乃心之苗，心君主之官，应南方赤色，此为本色也。甚者，或燥或黑涩青黄白色。是数色者，热有浅深之谓也，舌白属肺金之色也，由寒水甚而致火不能平金，则肺自甚，故色白也。色青者，肝木之色也，由火甚，而金不能平木，则肝自甚，故色青也。色黄者，由火盛则水必衰，所以一水不能制五火，而脾土自甚，故色黄也。舌鲜红为热，心火之色也，或兼赤者，热甚深也。舌黑亦言为热者，由火热遇极，则反兼水化，故舌黑也。五色应五脏，故如此。

某氏以色白者，邪在里，未传于里也。舌白苔滑，疼引阴筋，名脏结也。舌之赤者，邪将入也。舌之紫者，邪毒之气甚也。舌之红点者，火之亢极也。舌之燥裂者，热之深甚也。或有黑圈黑点者，水之将发也。舌根黑者，水之将至也。舌心黑者，水之已至也。舌全黑者，水之体也，其死无疑矣。舌黄者，土之正色者也，邪初入于胃，则本色微黄发见。舌黄白者，胃热而大肠寒也。舌之至黄者，则胃热而大肠燥也，调胃承气汤下之，黄自去矣。舌灰黑者，厥阴肝木相承，速用大承气汤下之而愈，但五死一生矣。大抵伤寒传变不一，须要观其形，察其脉，辨其舌，审其症，对症用药，在于活法。如脉浮紧而涩者，汗之而愈。若脉沉实而滑者，下之而痊。其在半表半里，传到少阳者，小柴胡汤主之。太阴腹满自利，脉沉而细者，附子理中汤主之。太阴腹满时痛，便硬者，桂枝大黄汤主之。少阴舌干口燥，津不到咽者，人参白虎汤主之。少阴发热而恶寒者，脉沉细而迟，麻黄附子细辛汤主之，以助阳而汗解。若厥阴耳聋囊缩，脉沉而弦者，少阳两感不治之症也。此三阴可下、可汗、可治之理也。

膏药验方

膏药全方

天雄、川乌、草乌、全虫、姜虫、蜈蚣、白芥子、蓖麻子、巴豆、大黄、羌活、独活、桂枝、麻黄、天麻、防风、藁本、川芎、归尾、赤芍、红花、杏仁、贝母、苦参、半夏、南星、白芷、桂心、白及、郁金、牙皂、甘草。

或

膏药方

羌活、独活、麻黄、防风、白芷、巴豆、川乌、草乌、半夏、南星、白芥子、蓖麻子、桂枝、红花、归尾、桂心。

画符咒验方 ①

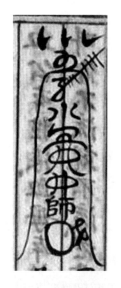

华佗水

奉请华佗降临凡，接骨逗髓甚周全，花肉不疼精神爽，及时接骨即时生，此水传流在世间，要救凡人万万千，水师得法不得诀，屡丧凡人万万千，弟子今日得真诀，要救凡人万万千，还望祖师降临凡，师祖周志辉，师命道和提，生于壬寅年六月十六日。午时传，法师施洪文，生于辛未年六月十五日子时，千呼千应，万呼万灵。

画符咒 画符用剑诀，一面念咒一面画符

启眼观天天则动，反眼看地地则灵，弟子亲自来画水，画变九条龙，此龙归龙处，此骨化为油，舌子化为天心桥，活口

---

① 为保留著作原貌，画符咒验方截取部分图片保存，但其效用待考。

活口，师祖周志辉，师命道和提，传法师施洪文，千呼千应，万呼万灵。

圈内填血发，师父、灵药，师父并为何事。外画九个井字，后用九龙诀照九次，五雷诀照一次。

收臭法

血公本姓张，血母本姓刘，血公请回转，血母请回头，叫你不流就不流，老君勒令在后头，左手搬山来塞海，右手搬山塞海口，叫你莫滴就不滴，挽个金狮猫儿诀，吾奉太上老君，急急如律令。

咒疮　一面念咒一面画字在疮痛处

日出东方，苍苍皎皎，渺渺茫茫，金童玉女，委我收疮，一收不要疼与痒，二收不成脓与血，三收不成疮与疤，即散即消，莫待来朝，即消即散，莫待来旦，神笔到处，万病消汗，吾奉太上老君，急急如律令。

此九字画在疼处

一叩祖师，二叩本师，三叩三元宗师，叩请传度，师马法望，恭请观音祖师、达摩祖师、九天玄女祖师、灵山老母、雪山祖师、五雷祖师，铜零仙师、铁零仙师、王灵官，马元帅，叩请雪山龙树王，一更下冷露，二更下浓霜，三更落令子，四更雪上又加霜，五更金鸡来报晓，山林树木响叮当，龙来龙束爪，虎来虎退皮，山中百鸟退毛，衣吾奉，太上老君急急如令勒。

叩请文殊普贤来点药，观音菩萨点净瓶，珍珠衫来遮下，手提净瓶下凡尘，难人吃了净瓶水，万年枯骨也还魂，皮断皮相连，骨断骨相接，一不要作热，二不要作脓，痛去要住，肿去要消，止热退凉，是风消散，是鬼消除，无痛无疼，弟子一把无名剑，斩断黄河水倒流。

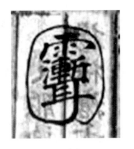

凡人眼中生翳

用纸画一人面，医在眼中何处，画在何处，将人面铺于水上，用香画此符，口中念二十八宿，画一笔，念一宿，二十八笔书完，二十八宿念完，即向有翳处，以香火落通，即愈，书念共三次。

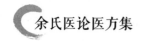

五运六气

子午少阴君火暑，丑未太阴湿土雨，寅申少阳相火旺，卯酉阳明燥金主，辰戌太阳司寒水，巳亥厥阴风木举。

验方集二

误服鱼刺

在喉间不能上下，用大蒜二瓣塞鼻孔，口唵白糖，其鱼刺自然化了。

结核方

瓶儿草加羊耳多子，合煎水酒服。

丁香郁金汤

药性云，丁香莫与郁金见，乃反性药也。凡病人停痰水发作，溢喉至腹，一股辣痛极者，不能言语，药用不及，不多时必死，急速以此汤服之，服后吐水痰，几盆即愈。

杨梅疮方

水银一分，饭米七分，砂糖三分，三味同入铁辇，杵辇细和为丸，以七日内服完，服后口吐痰沫，以瓦罐接之，倒在远处以免传染。

又方，初起未入血分，中毒喉痛，内服汤药方，连服三剂。

麻绒三分，防风三分，淮元参三分，黄连一分，桔梗三分，黄芩三分，杜仲三分，银花三分，红草薢三分，栀子三分，滑石三分，薄荷二分。呜呼，毒莫毒于杨梅疮也。此症，或由自不慎重，泛花柳场中得来者；或由大小便处传染得来者；或由有鸡毛马粪处，便时感触得来者。一患此症，人皆恶之。所恶伊何？恶其传染而已。若不从速医治，耽延岁月，恐特己身有性命之虞，甚至有贻害于子孙者。此症先起自前后二阴，一由督脉而上顶门，一由任脉而夹咽，其咽必痛，是从血分而中毒也。及后有种种怪现象发生矣。然而市面售之花柳药者甚多，药中其病而收效者固多，不中其病证，徒无益而又害之者，亦不少也。甚至有用水银、轻粉、雄黄、铅丹熏其鼻，熏后口齿糜烂，其害岂可胜言哉。予从丹道医道中讨论治法，恐从奇经八脉中下手，不能收效，于是拟得一方，令患者服之，屡试屡验，故不忍放弃，只得拣选道地药材，修合普及于世，但愿世之得花柳症者，当洗涤身心，跳出罗网，免受苦中之苦，患者幸甚，患者之子孙亦幸甚，发起人余性初披露。

羊耳风病症丸药功用说

甚矣！险莫险于羊耳疯症也，无论男女，一染此症，或数日一发作，或数月一发作，至发作时即颠仆跌倒，人事不知，且身不能自主，性命危在须臾。医者束手无策，患者惟有待毙而已。然此症，乃由痰涎壅其穴道，闭其窍时而发作，气闭于内，气与痰争，故现抽搐鼓舞形状矣。痰涎冲开之时，痰涎由口中吐出，方惊醒来，患者记忆力日见薄弱，年久转痴转呆，而成废人矣。然此种危险大症，恐有灵丹妙药不能起死回生。予业岐黄术，研究丹道，亲近仙佛，悯此症之可怜，虽已医好数人，须服药至一二十剂，方得收效。要必患者有信仰心，始能如此。忽一日感动，药王传以仙方，令患者服之，速即见效，真起死回生之妙药也。是以认真拣选道地药材，依方修合，普及于世，但愿远近患此病者，速购服之，摆脱冤孽，同发仁寿之域，幸甚幸甚，发起人余性初披露。

清晨空心每服二分，开水吞下，服药后先口麻，次第腹中亦麻，不必畏惧，须在铺上靠定，药性猛捷，去周身穴道中，搜其痰涎，搜得多数，一概吐出，痰涎搜完，其病自愈。痰吐完后，再服汤药方。

于术、半夏、干姜各一两，茯苓五分，甘草三分，服数帖后，胃阳充足，方不致再生痰涎，痰涎不生，其病可除根矣。兼治一切癫狂、妄言不避亲疏，登高弃衣而走等症。

药王赐大麻风症方

水蛭乃水中之虫，形似蚂蟥。

蜈蚣、水蛭、斑蝥、制川乌，四味泡酒，七日去药，露酒七日后，加入生地、丹皮、黄芪、白芷各一两，以前泡出之酒，泡之三日。临服之时，加入寸蛇末五分、麝香三厘，外用黄柏、栀子、丹皮、木鳖子、菊花叶、白芷等为末，以蓖麻子油拌擦。

药王赐夹汗臭方

冰片、滑石、铅粉、破布灰、甘松共为末，擦与臭处，可以去其臭。

又赐喘症方

潞党参、白术、款冬花、冬瓜仁、杭芍、贝母、炙麻绒、杏仁、炙甘草、竹沥为丸。

接断骨方

用古铜钱烧红醋中淬之，如此三次，研细末，服三分，烧酒吞下，自然接好。

操心过度，夜不能寐

浙枣仁半开去壳，朱砂四两研细，鹿心血泡水，调朱砂，用铜锅先炒枣仁，炒后朱砂鹿心血水煮之，煮干焙碎，以草纸铺地，枣仁放在纸上去火热，研末，每早晚以鸡蛋白糖调服，自然熟睡。

药王赐戒烟药方

每一分瘾，服五分。

雷丸八分，旋覆八分，浙枣仁八分，花椒三四分，红糖糖水者，地八分，术八分，参一两，木香三分，广皮四分，丁香四分，蔻四分，苁蓉八分，巴戟一两，当归身八分，烟灰一两至二两，粟壳一两，肉豆蔻五分，炙草六分，杭芍八分，贝母七分，研细末，叠丸须仔细，朱砂为衣，能定神，一钱之瘾，药服半，半月服之，即断根。

臭虫

砒霜、浮萍、川椒、甘松、鸡骨，共为末，撒在有虫之处即死。

议烟论[①]

呜呼！洋烟流毒中华，匪伊朝夕矣，凡人一中其毒，骨软筋酥，体强转弱，无论士农工商，受此困者，有志难伸，百事废弛，其害岂浅鲜哉。今幸，国民政府，振刷精神，转念民苦，以禁烟为首务，本当凤以利人为怀。叩请药王孙真人，临坛赐方，依方拣选上品道地药材，精工制造成丸，此药固精养神，杀虫洗毒，驱邪补心，能除远年烟癖，每瘾一分，服药五分，用砂糖

---

① 原文无，据义加标题。

开水，在瘾前吞下，三四星期即可戒断。真有起死回生之功，其神妙不可思议。本当仰体药王济世苦心，价从克己，尚望海宇同胞跳出黑籍，振刷精神，无任欣幸。本堂开设云南大理县署下街，坐北向南，光顾者，请认明乐真堂，太极圆商标为记录，不致误。本堂主人余性初谨白。

仲景先师赐清光瞎医药方

清光不见者，是肾气闭也，服药罔效。当以针刺之，刺其尾骨面三针，用麝香一厘，以姜艾灸之，再刺脊骨第十二节上一针，次刺玉枕二针，后服附桂八味汤，以开其肾气，即可明矣。

又方，取老乌鸦抱儿，至睁眼后用刺将小乌鸦之眼水戳瞎，三五日眼如故，至七日摘眼水，又至七日伊之眼水如故，到三次取其眼水，玻璃瓶收贮用以点眼，能明。

赐年老眼目昏花药方

老年服之半明，少年痊愈。

潞党一两，果杞一两，熟地八分，苁蓉八分，枣皮八分，枣仁八分，远志三分，巨肾子八分，沙苑子七分，石决明八分，夜明砂六分，黄附片八分，白术八分，共研末，生姜熬蜜和丸，每早晚服五分，服久明目去翳。

小儿疳疾虫症、虫闭肝，仙师赐方

夜明砂、晚蚕砂、老公母鸡肝、花椒目各二分，鹤虱三分，党参五分，杭芍四分，怀药五分。

喉中生蛾

用手指甲、灯心、钱大蜘蛛窝，三物烧灰，吹入喉中即破。

羊耳疯

仲景先师曰：此症初因恐惧而成，伤其心志。或因怒气太甚，伤其肝经，肝木主风，故起癫风矣，药赐。

半夏二两，茯苓一两，白芍八分，人参一两，黄芪一两，枣仁八分，远志四分，枣皮八分，菖蒲五分，硼砂一两，雄黄八分，蟾酥一分，姜虫一两。

痔疮下漏脱肛方　先叩赐

桔梗、黄芪、白芷、当归、人参、熟地、甘草、于术、槐实、皂角米、粳米。有寒久患者，加附子、芍药。

仲景先师赐戒烟药方

人参一两，枣仁八分，茯苓八分，百合八分，贝母八分，细辛四分，丁香五分，炙草五分，木香四分，烟灰一两，红糖、旋覆花各八分。

又赐疯症方

桔梗三分，杭芍三分，全蝎五个，僵蚕三个，甘草一分，硼砂三分，广皮二分，钩藤三分，麝香一厘。

秘传济世仙丹

明雄五分，火硝四分，白芷五分，枯矾一两，牙皂五分，细辛四分，菖蒲五分，地胡椒三分，丁香三分，荜茇三分，苍术五分，冰片一分，麝香三分。

仲景戒烟猛力方

七日除瘾此方危险。

生豆蔻、瓜蒂、雷丸、马碧英花，吐之下之。

蛔虫

石榴根皮、草节、花椒同煎服，空心服之，此方最能杀虫。虫多者，或屙，或吐至百数条，后服参苓白术散加附子。若寸白虫，加雪茶。

化虫方

鸡肝、葱白、麻油蒸服。

玉真散方

多治跌打损伤。已破口者，无论伤口大小，不省人事，或伤口溃烂进风，用此药敷伤口。明天麻、羌活、防风、白芷、生南星各一两，姜汁炒。西赤芍六两，共研细末，玻璃瓶收贮，勿令泄气。如有脓者，用温茶洗净后，敷药斗脓不必洗。凡跌打损伤者，用热酒或开水吞服三分，亦能起死回生，惟呕者难治。药虽平淡，功效神奇。如湿滥不能收口，用热石膏二分，黄丹三分，研极细撒于腐烂之处，外用清凉膏贴，一日一换，渐次收功。

戳伤肠出验方

好七醋热洗之，随洗随入，外用活剥鸡皮，乘热贴上，再服玉真散自愈。

接骨灵方

杉木炭研极细末，川乌三分，草乌、独活各二分，共研细末，上好白糖同蒸极，融化，将炭末和匀摊上，乘热贴之，无论破骨伤、断指、折足，数日可愈，屡试屡验，不可轻视。忌食生冷发物。头杉木炭，用杉木烧枯即可。凡骨断痛极者，先用凤仙花根一寸，以肥大者为佳。磨酒服之，操动则不知痛，然后可用药治。

生半夏、藜芦，**治畜有瘟**，取嚏可愈。

手上生瘊

以剪刀剪去，用牛骨烧灰，擦二三次即愈。

打虫方

雷丸、榧子、石榴根皮。

药王赐癫狂病药方歌

冰片硼砂与蟾酥，朱砂琥珀定怔忡，黄连杭芍同甘草，清心平肝理推芎，去风白僵蚕加入，开窍去痰有神功，癫狂服之最为效，慎之切莫当吾疯。

药王赐性初换骨丹药方

人参熟地果枸杞，鹿茸益智淮枣皮。加入龙骨与牡蛎，服之自然换骨皮。虽然数味凡间药，胜过许多仙方医。阳虚盗汗最为效，久泻久痢一概愈。此方乐真若久服，乌髭黑发齿生齐。凡人得服此妙药，犹如一旦上天梯。此方施之便脓血，红白淋证总相宜。心神恍惚惊夜梦，药到病除甚相宜。修仙倘若功不进，服后阳气升无虚。倘有外感诸般病，切莫沾唇自相欺。

神农先师赐瘰疬结核方

贝母、牛蒡子、甘草、夏枯草、黄芪、白芷。

肺寒治法

用紫苏煎水沐身数次，以散皮毛之寒，即能专入肺矣。又用热物熨脑顶，内服小半夏汤。

平肝

用芍药汤。

白及 仲景批

补肺、消肿、排脓，肺痈、肺烂能治，痈疽以生白及细嚼敷之，生肌排脓之妙药也，又能接骨。

鸡仙药性

鸡吞草芝，便生仙益寿，治邪化肺凝，痰消神清，称妙品，可算回春一品元。

脚臁干疮不起皮（他处亦然）

石菖蒲研细敷之愈。又方，土瓜皮烧灰，敷之亦佳。

药王批

巴豆性纯，百毒消，烟毒能去。此剂高调方配丸堪入用，去病，尚可治百痨。巴豆一物，能推脏腑之烟疾，此世俗皆识之；能去毒解烟，其力最妙。凡毒之散于肌肤骨髓者，俱能解除。去毒气于不觉，返原机在无形。以之配制戒烟丸，诚灵丹也。但宜配他药，百分之三可也，多则有害。以烟性论，凡嗜好者，烟毒一日相加于人身，与轻生误吃者不同，配制合方，当望断绝烟中之毒矣，须生用。

痢疾五分散

苍术十五两，炒羌活一两，杏仁一两，大黄十五两（生、熟各半），炒枳壳十五两，川乌一两，共研细末。红、白痢，灯心生姜汤，大人每服五分，小儿减少。

木鳖子，鸡肝

同蒸点眼，能使蓝雾揭壳，壳去目明。

草乌，巴豆

草乌巴豆两相攻，二味合用毒甚凶，外治煎取疗潮气，筋骨麻酸是大功。

半夏，附子

周身疼痛不可当，半附同用胜他方，解除周身俱麻遍，汗出热睡见灵丹。

藜芦烧酒

外擦固有小功，其性原去皮风，凡肿均可除去，别无异样之功。

石决明，云母石

云母反来有别长，细研外敷去点斑，脱垢扫疥加冰片，凡斗远水，湿干毒疮癫，俱可治之，头上疮癫药难治，和油敷上见脱光。

狼毒，密陀僧

肚胀同合外面包，隔食积聚立时消，功用如斯堪为妙，内响即去不可稍。

丁香，郁金

二味同用本如常，胸痛气逆外用强，脐上敷合气直入，顺气逐瘀功不凡。

人参，五灵脂

人参五灵不须论，同用每多误杀人，无有其他功能力，足肿外敷可回春。

巴豆，牵牛

同用外敷治牙痛。

跌打损伤疼痛

用栀子和麦、面，包之愈。

鹿仙草

性温无毒堪入肾，生精壮阳明目分，配入故纸与锁阳，遗精可疗药理圣。

岩陀参

味甘微苦岩陀参，南滇妙品无毒质，生津助液性温润，童劳阳痿病立除。

至宝丹　柳真君批曰

灵丹妙药，配合天生奇草异叶，原料合真，草名真葩，叶亦乃生，他种配入，不要之根。此药产地，岩上起藤，叶如圆形，根乃直生，根叶配合，即可而成。药不易访，识者得真，苍山亦有，须深溪危岩方生。不易取，草藤就地串生，冬始花白色，根苗长不过七寸，色白而生浆液，其效则在浆液汁。取来合药为末，即此药也。

龙骨

龙骨磨之，能去风恶，入眼养性，用之有着。

眼雾

有摩擦性者为合，宜日久磨除，自然见效，盐胆、石蟹、石燕、硼砂宜少用。

性初拟拨雾眼药方

龙骨一两，硼砂三分，盐胆五分，琥珀八分，石燕一两，硇砂一分，梅片三分，石决明一两，炉甘石一两，白小豆三分，海螵蛸八分。吕祖曰此方妙剂，合为去雾拨云光。分用时，少少点乳，多用反生笑非，因此药力甚大，就此不能拨云，多则防害，宜慎施之。

性初拟通治疮癞一擦光方

强水脚[①]三两，密陀僧三两，枯矾二两，雄黄五分，白芷一两，吴萸五分，蛇床子八分，大风子六分，蓖麻子一两，白鲜皮一两，白头翁五分，山豆根一两，黄连八分，苦参一两，巴豆一两，黄柏一两，斑蝥一分，花椒一两，甘松或白敛一两，甘草一两，藜芦或丁香花叶一两，乌梅二两。吕祖曰此药专治疮癞之妙药，剂剂合宜，方方医治，细研为末，和油脂拌匀敷擦，不论何疮何毒，俱能治之。

硫黄、生葱、艾叶共研末，化油拌，治日久疮癞，黄水湿患终不见痊，可治他疮，点可治专。

治臭虫

砒霜、信土、大黄、硝石，共研末可去。

马前、麻黄，除湿功相同，蒸酒又加葱，湿气浮来色患处，病疾回春有至功。

十三太保升丹方

水银、火硝各一两，雄黄、朱砂、黄丹、明矾、砒霜、轻粉、冰片、密陀僧、绿矾、硇砂、硼砂各一分。

露滴草

即北山芪也。能治脱肛、疝气、咳嗽，验之。

叶绿花黄在三秋，根深原是土内术，呼名露滴人少识，病人服之自渐瘳[②]。花黄叶茂，分枝起台，根陷泥下，独苗无根，秋季旷野皆有之。

无名方

地胡椒合砂糖冲绒，敷之，能治跌打损伤并能接骨。如内服，只用地胡椒分厘，如服多内撑，用茶解之。

跌打筋断骨折并风湿冷痛奇效良方

白芥子、酒药、胡椒末、鸡蛋清，先将白芥子、酒药研细，炒微温，次

---

① 强水脚：生产强水（如硝酸）过程中产生的渣子。
② 瘳：病愈。《素问·痹论》："各随其过，则病瘳也。"

合以胡椒末、鸡蛋清，拌匀摊于双层布之中间，包在痛处矣，发热冷后取下，如是二三次即愈。

随笔验方集萃

空青、芡实、草决明、石决明、青葙子、石蟹、密蒙花、谷精草治目盲翳膜。

海螵蛸，目翳泪出。

秦皮，治目中之白膜青翳。

花乳石，止金疮出血，刘寄奴此同。

白鲜，不可延伸在四肢[①]。

白蔹汤，火伤目赤，痈疽止痛，疱疮面上。

山豆根，五痔诸疮敷秃疮。

紫花地丁，痈疽发背，疔肿瘰疬。

蛤粉少加青黛，以水麻油数滴，治不寐面肿。

蜂露房，治瘰疬附骨痈疽，涂瘰疬成瘘，止风虫牙痛，敷小儿在舌。

附骨疽，蜂露房、蛇退，烧灰酒服。

大枫丹，大枫子各三分，枯矾一分，土硫黄二分，雄黄二分，共为末，过灯油调，擦癣痒各疮。

蟾酥丸，治疗疮恶疮，无名肿毒，朱砂、雄黄各三分，麝香，下端午日取蟾酥和丸，茶酒下。

白头翁，疗头癞。

藜芦，去死肌，头疮疥，恶疮癣。

白鲜皮，赤烂风疮，疥癣，眉发脱。

败酱，热火疮疡，疥癞丹毒，排脓。

白磁屑，带下白崩，去瘢痕。

---

① 此句存疑待考。

古砖，久患白痢，小腹冷，火烧熨之。

目瞖，磁石二两，朱砂一两，神曲二两，为磁朱丸，加夜明砂一两或沉香。

耳聋，磁石羊肾丸补虚开窍，行郁散风去湿，磁石七两，煅，以葱白、木通各三两，同煮一沸时，取石研水飞，二两。川芎、白术、川椒、枣肉、防风、茯苓、细辛、山药、远志、川乌、木香、当归、鹿茸、鬼丝、黄芪各一两，肉桂六分，熟地两，菖蒲十八两，共研末，羊腰子二对，酒煮服，和酒糊为丸。

耳聋方，甘遂绵裹塞耳，甘草嚼口中即通；又甘遂末吹入左耳，甘草末吹入右耳；又石菖蒲付巴豆肉一粒合摇，作丸绵裹塞耳，日一易。

人面疮，凡生人面疮者，或在脚上、手上，其形似人面，有五官，口能食物，诸药罔效。惟有贝母一味可治，令病人食之，以贝母研末，敷之数次，即结盖，可愈。

胎衣不下，猪油、香油、白蜜三味溶化温服，二服便下。又方用葱白浓煎汤，熏洗下部，立下，服花蕊石散，化血为黄水。

玉红膏方，当归二两，白芷五钱，白蜡二两，轻粉五分，甘草二两，紫草一两，血竭五分，麻油一斤，先将当归、白芷、紫草、甘草四味，入油内浸三日，大锅内，慢火熬，微枯，细绢滤清，将油复入锅内，煎滚入血竭，化尽次下白蜡，微火化开，即行。离火待凝，入研细轻粉而匀和之，用纸摊，贴患处。

牛蒡根炖肉，治气喘。

香橼砂糖煮，治气喘。

犬咬伤方，杏仁七个，栀子三个，同研末，蜜和，敷上即愈，不溃。

蛇床子、桃仁，治多骨疮。

消肿方，石枫丹、防风、石菖蒲、灯灰澄水，煎。

苦参，杀虫；鹤虱，杀五脏虫。

大枫子，治疮。

癣疥癞，白鲜皮、五倍子、蛇床子。

乌梅，去黑痣。

白芷，解砒毒蛇伤。

胡麻，嚼敷，小儿头疮。

木鳖，治汗斑。

海螵蛸，止耳脓。

姜虫，减瘢痕。

斑蝥，敷，疥癣、恶疮。

石燕，治目障翳。

蟾蜍，治痈疽发背。

蓖麻子，敷，瘰疬、恶疮。

贯众汁，化五金。

木鳖，敷，瘰疬、痔疮、乳痈。

白蔹，痈疽疮肿，面上疱疮敛疮，方多用之。

附骨疽，以青盐烹炙，复以火煅之，不可使本性去尽。

九子参，参性属阳，扶正是长，虚脱盗汗，斯药为强。

仙茅参，茅参性平治肿浮，无根水气能去留，何以君臣方见好，万物回春此物头。

蓖麻子，外治除脓之功奇大，生肤之力亦能。

打不死①，外治之功肌肉性通，创伤敷用立见奇功，祛瘀生肌生新活血，外治上品。

牛蒡根，去风扫毒，外治敷、擦、点，可和药并用。

---

① 打不死：药名，为落地生根之别名。

137

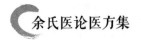
《奇方妙术》（下）

目 录

验方集一

太极真人赐李延藩癫病方

查此病如神鬼作祟，又如近时所致，乃三年大病后，调治失法，肝气受伤后，又惊恐忧思，心肾遭夺，以现狂疾。今岁乃厥阴司天，长夏湿气正盛，偶有感触，风火内动，痰火内发，而癫狂之疾作矣。吾既到此，略授二方，自见平服古圣。亦有磁朱丸，交媾水火，治狂癫。再赐灵药相兼服，自然心定，神亦安，桂枝五分，龙骨、牡蛎、甘草、酒军各一两，干姜五分，寒水石、紫石英、赤石脂、白石脂、滑石、石膏，六石各一两，飞丹三分，共十三味，为末，每服五分，用井花水一杯，煎七分，温服，照方服去，自然平静，须在家好好服药，为其不然，恐有性命之厄，慎之。

磁朱丸

磁石二两，朱砂二两，神曲三两。

吕祖赐癫犬咬人，至二三月无药可救，无论已发作、未发作救命方

巴豆、雄黄、郁金、斑蝥、栀子、绿豆，共研末为丸，服后吐血。

午时茶

治天行时气头痛、伤风、腹中饱闷、小儿呕吐、身热腹泻等症。枳壳、陈皮、神曲、麦芽、紫苏、乌药、厚朴、生楂、羌活、石菖蒲各二两，陈茶一斤，共炒燥，研末为饼。

刀伤瘀血，在腹作痛，服**樟木子**，化瘀血为水。

胸口痛

茴香树上绿虫一个，瓦焙黄，研末酒吞服，立效。

鼻内蚂蟥

用牛油塞鼻孔，蚂蟥自出。

缩阳症

以生姜汤熏粪门，阳物即出。又用磺铔水，三四分，兑开水服，神效。

杨梅结毒方

食米七分，砂糖三分，水银一分，铁器内，研末为丸，日服二钱，服后吐痰，亦罐盛痰，以免传染。

杨梅结毒血热方

梅毒汤用麻、防风、芩、连、栀子、元、桔同杜、银、滑、薄、红草薢，速服三剂，有奇功。麻绒二分，防风三分，生芩三分，黄连一分半，栀子三分，元参三分，桔梗三分，杜仲三分，银花三分，滑石三分，薄荷一分，红草薢三分。

杨梅结毒薰药方

黄丹、水银、雄黄、轻粉四味，研细，用黄纸裹条，燃火熏鼻孔，熏时口啜冷水，一呼一换水。

诸疮日久未愈

攻其余毒出，外服方，续断四两，羊肉一斤炖服。

疮久不愈

用木本紫墨叶，晒干研细，加头发灰，调油擦，即愈。

疮久不收口

用香芹菜叶，细嚼，敷之。

跌打损伤内服外擦方

马前子，童便浸去毛。乳香、没药、麻黄各四两，红花、自然铜各一两，臭虫二两。

千金膏

治疗百疮。

九里光为君，蒲公英臣，苦马菜（一名奶浆草）佐，鸦片烟使。

百草膏

取霜降后木本草本，各植物青叶不凋残者，以多种为上，熬浓收之成膏。

行步不倦方

生龙骨、赤石脂、红梅、筠姜、防风、官桂、北箭芪各等分，研细末，白糖炼丸，为梧子大，每服十丸，搽足心，二丸若不走，用草滴入冷水，贴两膝下龙眼，即解。

洗手神药方

生南星、生半夏、生川乌、生草乌、桃仁、红花、赤芍、香附、牛膝、续断、骨碎补、当归、五加皮各等分，用烧酒、七醋各五碗，同煎，用以洗手百日。如手近人不动，即以此水洗解。

月家病酒方

即生产未足四十日，不知禁忌得之，俗名干血痨。

三角风一两，追风散一两，白茴风二两（一面外去毛，一面内生白毛），三味系草药，提牛膝二两，广木香二两五分，马骨五分，广三七一两，秋后加鹿茸五分。病者如受歪风必痉，用酒糟搭床上铺席毡，令患者卧盖被，令出汗到泫^①汗出过，用前方泡酒，早晚每服一杯，忌新茶、豆食，酒忌高粱酒。

跌打刀口药

生川乌，石灰水浸七日，小便浸七日，九蒸九晒。

跌打损伤，瘀血作痛

仙桃草，此草多生麦田内，立夏前后十日采之，果肉有虫为过期，则虫飞出矣。取此草与臭虫，研末服之，通血管，立即止痛。

黄水烂疮药方

雄黄、白芷、吴萸、蛇床子四味，各等分，研细末，调化，油搽。

羊角风

取羊角内之虫，名曰羊虱子。焙干黄研末，到发作时，煨白酒汤，送下，一发即服。

母猪风

老母猪有胎数日，将此猪赶至沟河之内，使冷水浸母猪肚皮，邀至旱地，走至半里许，猪精即泛会阴户落下，拾之服如前法。

吕祖醒迷丹

治猪羊癫时发颠仆。

洋参三分，牛黄五分冲服，灵仙三分，防风、小茴各一分，上桂一分，白

---

① 泫（xuàn）：水珠滴下的样子。

果六个，朱砂二分。

莫说癫来莫说狂，今朝留下草头方，香橼叶是祛痰药，梧桐枝名降火汤，竹叶木瓜皆有益，金萱黄菊两会伤，撮来件件皆仙饵，一笑天然寿命长。

羊儿癫

白于一分，苦瓜蒂七个，会根水送下，吐痰五日，再服此方，兼治痰火热哮。

天师救呆至神方

治愤怒抑郁羞愧成痴。

洋参、当归、白芍、生枣仁、石菖蒲各一两，郁金、神曲、南星各五分，柴胡、甘草各一两，茯苓三两，半夏一两，附子一分，水十碗，煎至一碗，灌之，羊角去尖，插入耳灌呎[①]，其自睡自醒。

脑疼

丝瓜藤，近根三五尺，烧灰存性，为末，每八分烧酒下，兼治鼻中流黄水，有虫食脑，名曰脑漏。

画符咒验方

治跌打损伤、犬咬疼痛，各种疮疴。

不须擦药，以此符咒收之。念咒既出符，用剑诀七遍，每日二三次。咒曰：师祖师命传令，李时杰弟子余，领受千请千应，万请万灵，大法老师，令到病除，日日习念，日久自灵。

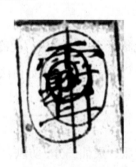

---

① 呎（xiàn）：不作呕而吐，亦泛指呕吐。《说文解字》释义为"不呕而吐也"。

治眼疾诸病用此符，习法同上，咒同上。

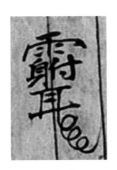

误服诸骨、**鱼刺**等，留余喉间，不能上下者，取水一杯，正心诚意书，于水上服之，自效。

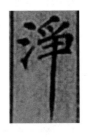

吞铅化骨水

小小鱼儿化成龙，每日常困沙滩中，灵符画落深河海，万物尽皆一扫空。

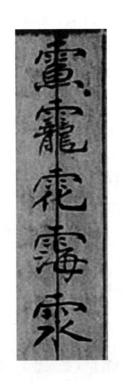

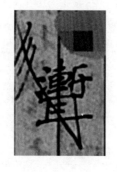

念咒七遍，将此五字书完，用水一杯，左手三山诀，右水剑诀于。

道法不用多，南墙贯北鹤，攒成一个字，降尽世间魔。此符光出完，余四笔，一笔念一句，四笔四句。此三笔，月大，泛上而下；月小，泛下而上。

又符：

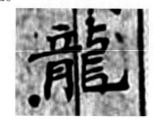

角咬牙渣珠，鱼间水自遇，万物化成水，此水不能成，龙字二十画，念一字画一画，如此九遍。

验方集二

治寸白虫方

乌梅七个，花椒（去目）二十粒，稻草二十一节，三味煎汤，吞雷丸、使君子末，未吞前，先服香饮食。

取牙齿虫法

或杯或小碗亦可。

韭菜一把，入火微炮，用器盛之，上敷泥浆，再用芝麻炒香，研细，撒泥浆上，后用香油煎透，倒在芝麻上，左牙疼挜左耳，右牙疼挜右耳，令勿透气，牙虫即由耳中爬出，落在药器之中矣。

性初自服丸药方 （后去熟地）

高丽参一两，茯神八分，焦于术一两，甘枸杞八分，炙黄芪一两，广皮五分，建莲米一两，干熟地一两，浙枣仁八分，北味五分，淮芡实七分，杭巴戟一两，制仙芽七分，远志四分，上肉桂四分，黑附片一两，炙甘草四分，西砂仁四分，元眼肉一两。

又方

桑螵蛸（酒炒）一两，益智仁（盐水炒）一两，黑附片一两，野术一两，上肉桂五分，炙黄芪一两，芡实一两，北五味四分，甘枸杞一两，怀药五分。

立生服丸药方

高丽参七分，野术八分，甘杞六分，苁蓉五分，茯神五分，熟地六分，枣仁七分，上肉桂三分，枣皮七分，巴吉七分，炙芪七分，北五味三分，元肉一两，莲米一两，益智五分，朱砂四分，鹿茸五分。

温白丸方

制川乌十八两、紫菀、柴胡、厚朴、菖蒲、桔梗、牙皂、干姜、黄连、吴芋、人参、肉桂、巴豆（去油）、茯苓、花椒各五分，以上为末，水泛为丸，如麻子大，每服三五七丸，姜汤送下，服至通利为止。

疫毒痢

发热恶寒，头痛下痢，用仓廪汤，即是人参败毒散加苍术燋米。

红白痢方

莱菔子五分，车前子四分，厚朴三分，炒莲一分，广木香一分，白芍五分，秦归五分，槟榔二分，甘草一分。白痢，加吴萸，红痢加生芩，腹胀加枳壳三分。

鼻内有蚂蟥

用绿矾吹入，当时出来。

疯狗咬人

当时尚不知疯狗至，百日闻锣鼓声发作，命将垂危，不可医治，立待其毙，宜急速以马前子一枚，研末服之，以救其命。

神赐药方

药王赐癫狂病药方

冰片硼砂与蟾酥，朱砂琥珀定怔忡，黄连杭芍同甘草，清心平肝理推芎，去风白僵蚕加入，开窍去痰有神功，癫狂服之最为效，慎之切莫当吾疯。

批曰

吾仙特来赐仙方，乐真诚恳吾临鸾，勉之慎之细心配，格外赐与汝一方，名为换骨丹。人参熟地果枸杞，苁蓉益智淮枣皮，加入龙骨与牡蛎，服之自然换骨皮，虽然数位凡间药，胜过许多仙方医，阳虚盗汗最为效，久泻久痢一概愈，此方乐真若久服，乌须黑发齿生齐，凡人得服此妙药，犹如一旦上天梯，此方施之便脓血，红白淋症总能驱，心神恍惚惊夜梦，药到病除甚相宜，终仙倘若功不进，服后阳气升无虚，若是外感诸般病，切莫沾唇自相欺。

又赐普救神方

桂枝柴胡与麻黄，半夏黄芩用生姜，羌活独活白芍药，厚朴陈皮茯苓苍，猪苓泽泻香附子，知母紫苏同藿香，一切外感服之效，头痛发热恶寒良，一身尽痛四肢重，腹痛便赤俱堪尝，能发三阳诸经汗，有汗能止是妙方。

辟谷方

辟谷方

糯米二三合炒熟，以黄蜡二两，铜锅勺溶化，入米同炒，至蜡干为度，任便食之，数日不饥，解用食核桃一个，此方是静耘斋集验方。

王氏《农书》方

白面一斤，黄蜡四两，化开，白茯苓一斤，去皮，三味为末，打糊摊成饼，先斋一日，食一顿，七日不饥，再食一顿，一月不饥，解食葵菜煎汤，服一钟，或用茯苓汤解。

《普济》丹方

黄豆七升，芝麻三升，淘过即蒸，不可浸多时，恐去元气，三蒸三晒，捣为丸，如核桃大，每服一丸，三日不饥。

《千金》方

白茯苓四两，为末，白面二两，入水溶调匀，以黄蜡三两，代油，煎成饼，饱食一顿，可不食，三日后，气力渐生。熟果芝麻汤，米汤、凉水，各饮少许，以润肠胃，会令涸竭，若仍饮食，先用葵菜汤饮，稀粥少服之。

《太平广记》方

大豆五斗，净淘洗，蒸三遍，去皮，又用大麻子三升，浸一宿，滤出，令口开，上二味，先将豆捣为末，麻子亦细捣，渐下豆同捣，令匀，作圆子，如拳大，入瓶内蒸，初更进火，蒸至半夜，子时住火，直至寅时出瓶，午时晒干，捣为末，干服之，以饱为度，不得食一切诸物，一顿七日不饥。第二顿，四十九日不饥。第三顿，三百四十三日不饥。不论老幼，但依法服食，令人强壮，容貌不憔悴。如渴，研大麻子汤，饮之，滋润脏腑，若饮食别物，用葵子三合许，研末煎汤，冷服，开导胃脘，以待冲合，取下其药如金色，任食诸物，益无所损。

四果丹

栗子去壳，大枣去皮核，胡桃去壳皮，柿饼去蒂各等分，入瓶蒸二时，取出皿中杵捣，不辨形色，捻为厚饼，晒干，冬月吉日，焚香修合。凡饥者，与食一饼、茶汤，任嚼服，腹中气足自饱，一饼可耐五日，再服不限日数。此药补肾水，健脾土，润肺金，清肝木，而心火自平也。

《食疗本草》方

青粱米，以纯苦酒，浸三日，百蒸百晒，藏之，远行，日一餐可度十日，若重餐之，四十九日。

《救荒本草》方

白面六斤，香油、白蜜各二斤，干姜二两，滚水泡，生姜四两去皮，甘草二两，白茯苓四两，黄米三升，共为细末，和成一块，切片，蒸一时，阴干为末，先吃饱饭后，服此药一茶匙，净水送下，若服至一盏，可一月不饥，解用葵菜汤。

《惠直》当黄精方

黄精根梗，不拘多少，细锉阴干为末，水调服。初服不可多，恐饱胀，以后渐渐加多，饥则再服，可以不食，渴则饮水，一年之久，可以变老为少，身轻善专，久久成地仙，不得食一切烟火之物，则有效。

《本草纲目》方

天门冬二斤，熟地黄一斤，为末，炼蜜丸，弹子大，每温酒化三丸。日三服，居山远行，辟谷良。服至十日，身轻目明。二十日，百病愈，颜色如花。三十日，发白转黑，齿落重生。五十日，行及奔马。百日延年。

自制丹药及制法集

银朱制造法

先将硫黄三十三分，研成细末，用筛筛过，放入锅中，后将水银二百分，缓缓注入锅内，与硫黄混合一面，极力拌搅，把水银加完拌至全解匀和，其色变黑，以微火慢慢加热，仍须尽力拌匀，而成硫化水银，此时火度不可过高，因有害朱色之光泽，后视之黑色，渐渐变为漆红色时，即取下冷却后，再泛锅内取出，研成粉末，复放于锅中，而行升华法，拟置径二尺五六寸，深一尺五六寸锅一口，将研细末放入，此锅内先置一块薄板于锅底，然后将粉末倾入板上，火不用板亦可，后再置径二尺七八寸深，或至一尺连盖锅一口，以黄泥或有黏韧之泥土，涂塞其四周隙缝，惟在涂泥之处，须钻二小孔，使其出气矣。以微火徐徐热之，使其升华，约十时或至十八时，其银珠之细末，患其华而粘于第二锅之上面，即取出研细之，再以洗之，若有不洁之物，则浮于上面，可以去之，然后收集朱红，再以明矾八两，胶质八两，用沸水二斗至二斗五升溶化之，冷后，加入于朱粉中拌和，浸一夜后，收其沉淀物，又用清水洗数次，即成鲜明之朱赤，将上澄液倾去，干燥后，研为细末，即成银朱矣。

救火药水制造法

先备甲、乙、丙三种瓦缸，三个木棒，米升一个，石灰五升，盐二升，清水一斗，将石灰五升，放入甲缸中，以清水五升，放入石灰，缸内用木棒极力拌匀，约一小时许，后静放七日，到七日后，将石灰上浮之清液，用衣袋滤除，此时，少呈褐色，放入乙缸中，另用食盐二升，清水五升，合置一缸内，亦用棒拌和，放五日，后倒入丙缸内，与石灰混合装入玻璃瓶中，塞紧，勿使透气，即成。

此灭火药水之切用与现今之灭火弹相同，用时将此瓶水掷去，火势越大之，立见消灭，实保安之良品也。

保山升水银法

将矿打碎置于锅内，以柴火烧之，锅上罩以大土缸，约经八九小时，矿气上升，至矿砂烧变为红灰后起，却扫取黑色灰粉挨之，或再升炼即得水银朱，渐聚成球，能流动即水银矣。内舍硫酸，偶触之易中毒，土缸分两层，内层为土甑，外罩大土缺如锅盖之形，旁钭[1]接以小形土罐。

牛皮癣药兼治奇痒

黄凡士林十两，锌养粉一两，来沙儿一分（又名酸化锌，一名亚林沙儿药水）。

秘制龙虎痫疯丹

茯苓、半夏、南星、杭芍、枣仁、远志、乌梅、菖蒲、人参、黄芪、牙皂、三海、膏脑、僵虫、全蝎、木香、白芥、葶苈、蓝铜、枯矾、姜黄、龙衣、赭石、石脂、电铁、丹砂、硼砂、竺黄、行君子、麝香、角黄、角虱、混皮、陀僧、龙齿、血竭、钩碎、芦荟、海金沙、天麻、南藤、钩藤、荆芥、防风、前胡、灵仙、羊藿、角藤、雄黄、白豆、熊胆。

---

① 钭（dòu）：盛酒器。

是乃仁术

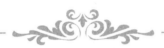

原　著　葆巨公

整　理　杨胜林　聂　坚

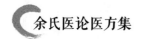

内容简介

《是乃仁术》共有十二经脉病候解析、论证、药物、方剂四个部分。十二经脉病候解析以《灵枢·经脉》记载的病证为基础，对各经脉及相应脏腑的生理病理进行解析，阐释了疾病发生的原由。论证部分分析了常见临床症状、常见疾病的成因与意义，并阐释了相关的正常生命活动机理。药物部分讨论了补、表、清、利、平五个部分各24味共120味药物的功效主治。方剂部分介绍了43个常用方剂的组成与主治。本书内容全面丰富，理论联系临床，具有一定的理论价值和临床参考价值。

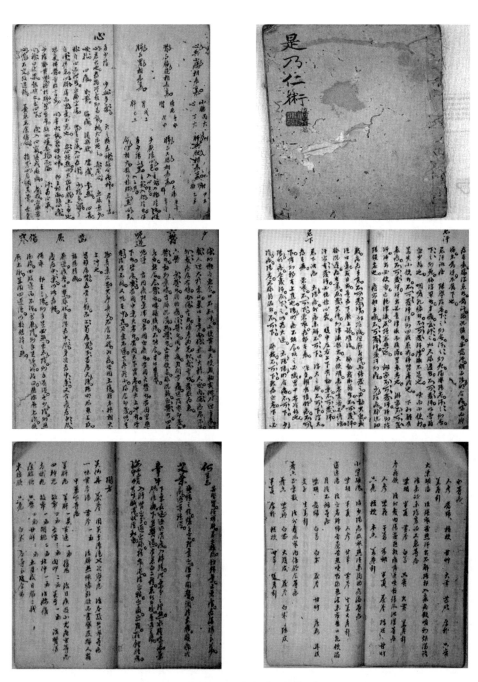

《是乃仁术》部分书影

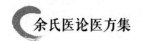
目 录

脉诊部位

人 迎

		心	手少阴	火
左	寸	小肠	手太阳	火
	关	肝	足厥阴	木
		胆	足少阳	木
	尺	肾	足少阴	水
		膀胱	足太阳	水

		大肠	手阳明	金
右	寸	肺	手太阴	金
	关	胃	足阳明	土
		脾	足太阴	土
	尺	三焦	手少阳	同主命门相火
		心包	手厥阴	同主命门相火

气 口

心与小肠相表里	小肠：丙火
	心：丁火
肝与胆相表里	胆：甲木
	肝：乙木
肾与膀胱相表里	膀胱：壬水
	肾：癸水
肺与大肠相表里	大肠：庚金
	肺：辛金
脾与胃相表里	胃：戊土
	脾：己土
手厥阴心包：主血，入肝经者，并入心包。 手少阳三焦：主气，入胆经者，并入三焦。 命门相火：散行于胆、三焦、心包。	

脏腑生理病理

心

手少阴，少血多气。火之精为神，故心藏神，君主之官。心，君火也，为物所惑则易动，相火亦随。喜属心。血液衰少，咽干，心痛，目黄，胁痛，渴欲饮，臂痛，掌热，心苦，精自心而泄者，血脉空虚，肾主血液，入心为汗，少阴多寐，自汗，倦怠，心脾虚而胃气不充也。五心烦热，心火陷于脾土之中也。阳气怫郁，舌苔言妄，心虚火动，惊悸怔忡，邪正相激，故心痛。

少阴脉贯肾，络于肺，系舌本，故口燥，舌干而渴。汗为心液，心积曰伏梁，起脐上，至心下。痰入心窍，遂成癫痫。劳损，血液衰少，心肾不交，故遗精。忧愁思虑伤心，损其心者调其营。舌本强，邪火扰动，心不得安，用心过度，以鼓其精，心虚有热而为赤渴。心血虚，则睡而汗出，痰在心则悸，神昏谵语，不思饮食，形如醉人。烦躁、遗精、淋浊者，心虚有热也。舌为心苗，心火上熏于口，则口糜、舌疮。心脉挟咽历喉，舌为心窍，舌本无窍，亦寄于耳。忧愁思虑伤心，身热肤痛，心火有余则笑不休。怔忡健忘，属血虚与痰，血不足，痰火扰之。思虑过度，心血不足，怔忡健忘，心口多汗，大便或溏，口舌生疮。

小肠

手太阳，少气多血，津液所主，循咽喉，循颈，溺虽出于膀胱，实由小肠。心移热于小肠，故便赤淋痛。嗌[①]痛，颔肿，头难回，肩似拔，臑似折，耳聋，目黄，咽干，颊肿，颈痛，肩痛，肘痛，臂痛，肩上热，耳前热，恶寒，嗌痛，虚则便数，热则便短，湿伤血分，而成赤带，泻心火必先泻小肠。伤寒发热，恶寒，头痛，身痛，为太阳表证，膀胱移热于小肠，腹肠[②]不便，上为口糜。小肠有火，便赤淋痛，面赤狂躁，口糜，舌疮，咬牙，口渴，手腕疼痛，小指疼痛，两颊肿痛，小便数而欠，瘀血气虚，流入小肠，故便时作痛。小便频数，便时痛不可忍，甚则身热，心躁思水，下焦结热而成血淋。小肠疝气，牵引脐腹疼痛。

肝

足厥阴，多血少气，将军之官也，谋虑出焉。脉抵小腹，环阴器，主筋。湿热甚则筋痿。主怒，主惊。腰痛，不能俯仰，妇人小腹肿，男子癞疝[③]，嗌

---

① 嗌（yì）：指咽喉。

② 腹肠：指大肠。

③ 癞疝：指寒邪侵犯肝胃二经，内蓄瘀血而致少腹部拘急作痛，牵引睾丸；或下腹部有包块，内裹脓血。

干，面色紫馨脱色，胸满，呕逆，飧泄①，狐疝②，遗尿，闭癃③，白浊，溲血，胁痛，吞酸，吐酸，克制脾土则成结痞④。

移热于胆，故口苦，搦挢⑤惊狂，皆属肝火。目为肝窍，火盛则目眩，风热盛则肿痛。肝属风木，木盛生火，故发热多甚于寅卯时，按之在肉下骨上。肝气逆则耳聋，热甚则出泣。淋症在溺窍，属肝胆部。骨蒸潮热，肝血虚也，肝火乘肺故咳嗽。肝虚血病，经水不调。木喜条达，以泻为补，取疏通也。筋缓不自收持，瘛疭昏瞆。肝虚而风乘之，入于血脉，则瘛疭；在皮肤，则寒热；移邪在胆，则昏瞆不觉。肝经风热则为惊痫失志，魂魄飞扬，阴肉挺出，肝经之火，肝热目多泪。过劳四肢，筋液耗竭，数数转筋，爪甲皆痛，不能久立，名曰筋极。虚则病血，肝实则作痛呕酸，浊气上燥于肝则鼻流浊涕。妇人经水不调，腹胁胀满，肝火盛也。寒客肝经，则为囊结。

胆

足少阳，少血多气，中正之官也，决断出焉。胆脉络于耳，故耳聋，为清净之府，无出无入，其经在半表半里。

口苦，善太息，心疼，胁痛，转侧难，足热，面尘，头痛，颔痛，体无泽，锐眦痛，缺盆痛肿，胁痛肿，马刀侠瘿⑥，疮疡坚而不溃，汗出，振寒，疟疾，胸胁痛，髀痛，膝痛，胫骨痛，外踝痛，痰热不眠，虚烦惊悸，呕吐口苦，气郁生痰。神不归舍，令人不寐，触事易惊，梦寐不祥。疟属少阳胆经，短气悸乏，往来寒热，口渴便闭。心烦口苦，自汗喜呕，嗌干便赤，胆虚气郁，致脾生痰涎，而烦呕。疟疾，其邪在半表半里，属胆经。胆液不溢，移热于脑，则为浊涕。大恐气结，胆横不下，故目张不瞑。

---

① 飧泄：指大便泄泻清稀，并有不消化的食物残渣。
② 狐疝：指腹腔内容物，行立则外出少腹滑入阴囊，卧则复入少腹，如狐之出入无定。
③ 闭癃：指小便量少，点滴而出，甚则闭塞不通的症状。闭者小便不通，癃者小便不利。
④ 结痞：痞满结痛。
⑤ 搦（nuò）：持、握之意。
⑥ 马刀侠瘿：病名，属瘰疬之类。

肾

足少阴，多气少血，作强之官也，肾主五液。

两肾中间，穴名命门，相火所居也，为先天之根本。主骨，寒淫则痛。

饥不欲食，咳唾有血，肾气上奔而喘，目眩。瞳子属肾，居腰。心怒，坐起不安，善恐如人将捕之。咽肿，舌干，口热，水溢为肿。上气，心烦，心痛，黄疸，女劳疸，痢，便血，肠澼，骨痿，下不足则上厥。脊腹后廉之内痛，足下热痛。嗜卧，欲寐。肾水不足，虚火上炎，火不归元，故大热，烦渴，目赤，唇裂，舌上生刺，喉如烟火，心肾不交则遗精，步履艰难。骨痿不能起床。强力举重，久坐湿地，伤肾，肾虚则腰脚酸痛。腰者，肾之府，转移不能，肾将惫矣。水泛为痰，五更时泄，则为肾泄。肾脉上入肺，循喉咙，其支者，循肺络心属胸中，涎唾中有少血，火上炎也，口热舌干，中热而喘，足下热痛，虚损，骨痿不起于床。肾开窍于二阴，血不足，则骨痿，步履为艰也。冷劳，气血枯竭，肉瘠发落，肢倦言微。肾主藏精，邪火妄行，则上实下虚，梦中遗失。产脱血虚，亡阳失血，恶人倦卧，时战如疟，燥则漱而为痿，瘦弱少气，目视不明，精极之症，饮一溲二，溲如膏油，两腿渐细，腰脚无力。肾命火衰，不能生土，故五更泄泻。虚则湿热壅于下焦，脚膝无力，阴痿，阴汗，口不渴而便秘，气血精竭，当属血微，伤寒腹痛，小便不利，自下利，四肢沉重，脉沉细，欲吐不吐，心烦，但欲寐，五六日利而渴，皆少阴证。

膀胱

足太阳，少气多血，津液之属也。

津液之动，州都之官，津液藏焉，膀胱藏水。

头痛，脊痛，腰痛如折，目似脱，项似拔，腘如结，腨裂，痔，疟，狂癫，鼻衄，目黄，泪出，囟项眦腰尻皆痛。

小便所主，生于肺金，肺中伏热，水不能生，是绝小便之源也。肩背热，外廉胫踝之后热，热结膀胱，其人如狂。冷气滞而成淋，热甚生湿，饮入于胃，下无火化，直入膀胱，故饮一溲一也。热则水道涩，而清浊不分。

热蓄膀胱，溺涩而痛。邪盛而真阳虚，则不能作汗。伤寒遗尿，太阳病也。胞移热于膀胱，则癃，溺血是也。胃火乘脾，约束津液，但输膀胱，以致小便数而大便难，名脾约，宜润燥通肠。便秘而渴，霍乱吐泻，身痛身重，是太阳经，上巅络脑，而循于鼻，则为清涕，膀胱无阳，不能化气，故便难汗多，热厥下焦，少腹硬满，小便自利，必有蓄血，令人善忘，此随经瘀热在里也。

肺

手太阴，多气少血，相傅之官，治节出焉，开窍于鼻，为华盖至清之脏，又为风为呼吸之门，肺居胸背，主皮毛。喘咳，肺胀，缺盆痛，臂厥，上气，喘渴，心烦，胸满结，前廉痛，掌中热，肩背痛，小便数而短，汗出，色溺变。两手交瞥，少气不足报息，皮槁毛落，渴而小便不通，肺气不降。肺虚火盛，故气高痰壅，火炎津枯，有升无降，故大便不利。

诸气膹郁，皆属于肺，肺移热于大肠，则下血。洒淅寒热，痿躄喘促，诸痿生于肺热，皮肤蒸热，日晡尤甚，喘嗽气急，劳热久嗽，肺经伤风，头目皆痛，咳嗽多痰，惨惨不乐，肺中阳气不舒也。肺中有火，嗽无津液而气哽，肺虚更伤，则肾水之源绝，火郁声嘎①。肺为水之上源，脾气散精，上归于肺，始能通调水道，下输膀胱，喘急膨胀，湿痰壅闭，声嘶而哑，肺已损也，难治。久嗽则成肺痈，唾咳成脓，出无多少，气嗽久则成肺痿，乍寒乍热，唾涕稠黏，喘息气上，唇口焦干，渐成瘦悴，小便赤少，色败毛落，亦有唾血者，七情气郁，痰涎结聚，虚冷上气。

虚阳上攻，气不升降，上盛下虚，痰涎壅盛，喘嗽呕血，或不大便，或气痛气极劳热，久嗽不已，逼血上行，肺中有水，则生痰作嗽，火盛津枯，故干咳嗽。

大肠

手阳明，气血俱盛，传道之官，津液生焉。主津液，大肠居于脐下，肛

---

① 嘎（shà）：指嗓音嘶哑。

门为大肠之使，脱肛由于虚寒。

头肿，眦痛，目黄，口干，鼻衄，喉痹，肩痛，前臑痛，大指次指不随人用。大肠或热或寒，皆能脱肛，因气无所主也。大肠或热或寒，风热流入大肠，则下血，二便不通；小水并入大肠，故小便不利，而大便溏泄。痢乃脾病，传入大肠，头痛耳鸣，九窍不利，肠胃之所生也。阳明燥金，旺于申酉，故日晡潮热，湿热郁于肠胃，故腹痛，口渴，而便闭，胸腹积滞，痞满结痛，里急后重，食伤肠胃，冷热不调，腹胀气急，痛满欲死，泄泻下痢，食痞痰积。自汗，小便利，大便闭，是亡津液而热未实也。伤饮者，宜发汗，利小便。大肠有宿食，寒燥发热，有时如疟，轻则消导，重则下之，两颊下多痛，肩髃两骨疼痛。主下牙龈，喜热饮而恶寒。

脾

足太阴，血少气多，仓廪之官。口为脾窍，主肌肉，主四肢，口为脾窍，故口燥，唇干，口疮，口臭，皆脾热也。主涎，舌本强，食则呕出，胃脘痛，心善噫，腹胀，身重，瘕泄，水闭，黄疸，心烦，心痛，食难消，食不下，腹痛，膝肿，不能卧，饮食不为肌肤，寒则呕吐，湿则濡泄。脾胃虚，肺气先绝，右关缓弱，脾虚也，劳倦则脾先痛，热则口臭，自利，便溏，懒倦，脾虚血弱，不能荣筋，故手足不掉，腹满而吐，渴者为热，不渴为寒。寒澈于外，则手足厥冷；寒澈于中，则结胸，泄泻，吐蛔。夜甚者为脾热，四肢热，即五心烦热也。脾不能为胃行其津液，故水肿。腹满而吐，脾虚不运，故痞满恶食，右关脉弦，乃脾虚而木来侮之也，脾虚则有积滞，暑必兼湿，而湿属脾土，脾液水谷，为本脏，如脾，渴者为热，不渴为寒，寒澈于外，则手足厥冷，拘急，寒澈于中，则结胸，泄泻，吐蛔，或感寒霍乱，脾虚不能健运，则生痰饮，水湿其本也，得火则结为痰，痰停中脘，两臂疼痛，脾胃内伤，眼黑头眩，头痛如裂，身重如山，恶心烦闷，四肢厥冷，谓之足太阴证，脾无积血，心下不痞，暑湿蒸炎，脾土更伤，腹满而吐，自利，喜呕，腹痛，便溏，肢体浮肿，色悴声短，口中不渴，二便通利，为阴水发肿。

胃

足阳明，多气多血，乃人身分金之炉也。主肌肉，胃脉入牙缝，循颊车，胃居脐上，主上牙龈，喜寒饮而恶热，振寒，呻吟，呵欠，面颜黑，恶见火与人，恶闻木声。登高弃衣而走，足胫厥，膜响腹胀，闭户独处。疟，鼻衄，口㖞，唇疮，多汗，颈肿，喉痹，腹水肿，痛乳，足跗痛，身前热，善饥，溺黄，不是身寒，寒则腹胀壅，肉瞤①，面肿。饮食不节，胃先受病，时疫感之，必先入胃，中风，战栗鼓颔，口噤不开，胃受风气，木邪克土，故完谷不化，则飧泄，风湿流入大肠，则下血，发斑。食谷欲呕，寒也，若得阳反剧，则为太阳热呕矣。中气虚则肠鸣，胃有燥粪，令人错语，邪热甚，亦错语，里有邪，发表，则燥热益甚，故谵语，脾胃虚，则肠鸣腹满，肋下有水气，土弱不制水，故腹中留水，动则呕逆，腹满，身重，口不仁，热聚于胃则胎黄，停痰在胃口，致反胃，乃胃脘痛，面上热，身前热，一身尽热，妄言妄见，皆胃病。口噤不开，阳毒发斑，食热物，及郁怒，致死血留胃口，作痛，中风，口开不噤，筋先绝也，不治。头如雷鸣，风动作声，头面疙瘩，或肿或痛，劳热骨蒸，四肢渐瘦，五更咳嗽，胃有食积，热毒入胃，下利脓血，口渴便闭，谵语腹满，心烦，上下牙痛，牵引头脑，满面发热，喜寒恶热，牙根出血，溃烂，唇口颊腮肿痛，胃中有湿痰死血，则十指麻木。

心包

手厥阴，少气多血，掌心劳宫穴，属心包，心包相火，附于命门，男以藏精，女以系胞，血生于心包。手心热，腋下肿，肘臂挛急，心憺憺②大动，胸胁满胀。心热，心烦，气凝血结，癥瘕崩淋，月候不调，产妇血闷，血晕，冲为血海，任主胞胎，女子系胞于肾及心包络，血闭淋闭，血热生风，痰饮积于心包，则胸胁支满，心发血气痛。舌胀满口，吐衄尿血，产后败血攻心，癫狂失心，掌中发热，面发赤，目黄，大笑不止，膻中胀痛，肋下痛。

---

① 瞤：抽缩跳动。

② 憺（dàn）憺：忧虑之意。

三焦

手少阳，少血多气，决渎之官，水道出焉。

心包三焦，皆主相火，相火寄于肝胆，有泻无补。三焦出水。耳聋，嗌肿，喉痹，汗多，颊肿，目眦痛，耳后痛，肩痛，臑痛，肘痛，臂痛，小指次指不用。水溢，则肢体皆肿。

上焦不治，水溢高原；中焦不治，水停中脘；下焦不治，水蓄膀胱。膀胱藏水，三焦出火，故治小便不利，刺灸法，但取三焦，不取膀胱。喉痹急速，乃相火也，偏头痛，属少阳相火，三焦火平，则津液自生矣。三焦气滞，有升无降，故津液皆化为痰，两颊肿痛，目锐眦外角肿痛，三焦有火，嗌燥，喉干，二便闭结，及湿痰夜热。脉浮发热，上焦热也；渴欲饮水，中焦热也；小便不利，热结下焦，津液不通也。

论　证

看苔

看苔辨表里

邪在表则未生苔，在里则生苔而滑。苔白者，丹田有热，胸中有寒，邪在半表半里也。热入渐深，则燥而涩，热聚于胃则黄。若热病口干，舌黑乃肾水刑于心火，热益甚而病益薄矣。然亦有苔黄属寒者，舌无芒刺，口有津液也，又当用温补之剂。

撮空 [①]

撮空症，乃肝热乘肺，元气虚衰，不能主持，小便利者可治。阳虚故叉手冒心，神昏故循衣摸床，小便利则肺气犹降，膀胱犹能化气，肾水未枯，故可治。

---

① 撮空：指患者意识不清，两手伸向空间，像要拿东西样的症状。

阳络

三阳之气皆会于头额，滋颊至顶，络脑后者，属太阳；滋颧至鼻下面者，属阳明；滋头角下耳中，耳之前后者，属少阳。

久嗽

久嗽有痰者，燥脾化痰；无痰者，清金降火。盖外感久则郁热，内伤久则火炎，俱要开郁润燥。其七情气逆者，顺气为先；停水宿食者，分导为要；气血虚者，补之敛之，不宜妄用涩剂。

喑[①]

肾脉挟舌本，脾脉连舌本，心别脉系舌本，三经虚则痰涎塞其脉道，舌不转运而难言，或三脉亡血，舌无血荣养而喑。舌喑者，中风不能转运之类，而咽喉声音如故；躁喑者，劳嗽失音之类，而舌本不能转运言语也。

血

阳盛生外热，阴盛生内寒，皆亢则为害，然真阴真阳盛也。治实火之血，顺气为先，气行则血自归经。治虚火之血，养正为先，气壮则自能摄血。

咳血

凡咳中带血，咯出有血或血丝，属肾经；鼻衄出血，咳嗽有血，属肺经；呕吐成盆成碗者，属胃经，阳明多血多气经也；自两肋逆上吐出者属肝经；溺血属小肠、膀胱经，下血属大肠经；牙宣出血属胃肾虚火；舌血为舌衄，汗血为肌衄，心与肝也。又惊而动者属心，怒而动者属肝，忧而动者属肺，思而动者属脾，劳而动者属肾。

中风绝症

凡中风，口开为心绝，手撒为脾绝，眼合为肝绝，遗尿为肾绝，鼻鼾为肺绝。吐沫直视，发直头摇，面赤如妆，汗缀如珠者，皆不治。或只见一二

---

① 喑（yīn）：指嗓子哑，不能出声。

163

症，尚可得生者。

胃虚风气，木邪克土，故完谷不化，谓之飧泄。

中风有四，一曰偏枯，半身不遂也；二曰风痱，身重疼痛，四肢不仁也；三曰风喑，奄忽不知人也；四曰风痹，诸痹类风状也。

痉

痉，太阳伤风伤寒，不发痉，惟先伤风，后伤寒，或后伤湿，及太阳过汗，湿家过汗，痉后血虚，破伤风，皆发痉，其症头摇口禁，手足搐搦，项背反张，无汗为刚痉，有汗为柔痉，亦有刚柔不分者，不可作风治，宜清痰清热，蠲[①]风养血。凡阳痉不厥逆，其厥逆者，皆阴痉也，宜附子汤、附子防风汤、桂心白术汤。

劳伤

五劳：志劳、思劳、心劳、忧劳、瘦劳。

七伤：太饱伤脾，太怒伤肝，强力举重、久坐湿地伤肾，形寒饮冷伤肺，忧愁思虑伤心，风雨暑湿伤形，大恐不节伤志。

汗

汗，虽为心液，然五脏亦各有汗。经曰，饮食饱甚，汗出于胃；惊而压精，汗出于心；持重远行，汗出于肾；疾走恐惧，汗出于肝；摇体劳苦，汗出于脾。头汗，左颧属肝，右颧属肺，鼻属脾，颐[②]属肾，额属心。肺为涕，肝为泪，心为汗，脾为涎，肾为唾。自汗属阳虚，盗汗属阴虚。

咳

有一咳痰即出者，脾湿胜而痰滑也，宜燥其脾，若利气之剂所当忌也。有连咳痰不出者，肺燥胜而痰涩也，宜利其肺，若燥脾之剂所当忌也。

---

① 蠲（juān）：免除之意。

② 颐（yí）：指颊，腮。

肿胀

肿胀，肿属脾，胀属肝。肿则阳气犹存，如单胀而不肿，名蛊胀[①]，为木横克土，难治。肿胀朝宽暮急，为血虚；暮宽朝急，为气虚；朝暮俱急为气血两虚。由心腹而散四肢者吉，由四肢而入心腹者凶。男自下而上，女自上而下，皆难治。

膈噎

膈噎，多由气血虚，胃冷胃积而成。饮可下而食不可下，积在吸门，喉间之厌会也；食下胃脘痛，须臾吐出，积在贲门，胃之上口也，此上焦名噎。食可下良久吐出，积在幽门，胃之下口也，此中焦名膈。朝食暮吐，积在阑门，大小肠下口处也，此下焦名反胃。又有痰饮食积，瘀血壅塞胃口者，如寒痰，胃冷则宜姜附，胃槁则宜滋润。少阳证有嗽无喘，有喘，非少阳也。阳明证有喘无嗽，有嗽，非阳明也。伤寒脉弦细，头痛发热者，属少阳，不可汗，汗之则谵语。

腹痛

腹痛，有寒有热，有虚有实，有湿痰，有死血，有虫。寒痛者，痛无增减，或兼吐利；热痛者，时痛时止，腹内坚结；实痛者，痛甚胀满，手不可按；虚痛者，按之即止；食痛者，痛甚则利，利后痛减；死血痛者，痛有常处；湿痰痛者，脉滑，痰气阻碍，不得升降；虫痛者，时作时止，面白唇红。大抵胃脘下大腹痛者，多属食积外邪；绕脐痛者，属痰火积热；脐下少腹痛者，属寒，或瘀血，或溺涩。

水泄

风寒暑湿之邪，伤脾则泄，伤胃则吐，伤肺则渴，伤膀胱则溺赤。阴阳相争，则寒热往来，或霍乱转筋。

水泻，腹不痛者，湿也；痛甚而泻，泻而痛减者，食积也；泻水，腹痛

---

① 蛊胀：病名，即鼓胀。

肠鸣，痛一阵，泻一阵者，火也；或泻或不泻，或多或少者，痰也；完谷不化者，气虚也。

癫痫

癫痫，癫多喜笑，当知畏惧，症属不足。狂多忿怒，人不能制，症属有余。此症多因惊忧，痰血塞于心窍所致。狂为阳，癫为阴，喜属心，怒属肝，二经皆火有余之地也。身热脉浮，在表者，阳痫，属六腑，易治；身冷脉沉，在里者，阴痫，属五脏，难治。

内伤外感

内伤外感辨，伤于饮食劳役、七情，为内伤；伤于风寒暑湿，为外感。内伤发热，时热时止；外感发热，热甚不休。内伤恶寒，得暖便解；外感恶寒，烈火不除。内伤恶风，不畏甚风，反畏隙风；外感恶风，见风便恶。内伤头痛，时痛时止；外感头痛，连痛无休。直待表邪传里方罢。内伤有湿，或不作渴，或心火乘肺，亦作燔^①渴；外感须二三日外，表热传里，口方作渴。内伤则热伤气，四肢沉困无力，倦怠嗜卧；外感则风伤筋，寒伤骨，一身筋骨疼痛。内伤则短气不足以报息，外感则喘壅气盛有余。内伤则手心热，外感则手背热。外感伤寒则鼻塞，伤风则流涕，然能饮食，口知味，腹中和，二便如常；内伤则懒言恶食，口不知味，小便黄赤，大便或秘或泄。人迎主表，外感人迎大于气口；气口主里，内伤气口大于人迎。内伤症属不足，外感症属有余。内伤重者，补养为先；外感重者，发散为急。

六郁

六郁，气郁者，胸肋痛；湿郁者，周身痛，或关节痛，遇队寒而发；痰郁者，动则气喘，寸脉沉滑；热郁者，昏瞀^②便赤，脉沉数；血郁者，四肢无力，能食；食郁者，嗳酸腹饱，不能食，寸口紧盛。

---

① 燔（fán）：焚烧之意。
② 瞀（mào）：目眩、眼花之意。

呃逆

呃逆，有因痰阻气滞者，有因血瘀者，有因火郁者，有因胃热失下者，皆属实；有因中气火虚者，有因大下胃虚，阴火上冲者，皆属虚。治法不同。又呃在中焦，谷气不运，其声短小，得食即发；呃在下焦，真气不足，其声长大，不食亦然。皆因地伤，肝木挟相火而上冲也。

齿

齿虽属肾，为骨之余，而上齿属胃，下齿属大肠，阳明风热上攻，则动极肿痛。

厥

厥逆，痰壅，口禁，脉伏，身温为中风，身冷为中气。又有痰为中风，无痰为中气，以此为辨。

伤寒

伤寒，邪在三阳，则手足必热；至太阴，则手足温；至少阴，则热邪渐深，四肢逆而不温；至厥阴，则手足逆冷。经曰，热深厥亦深，热微厥亦微。宜用四逆汤，以散传经之热。

泄泻

泄泻，有属风属湿属寒属火，此因于外盛者也；七情感动，脏气不平，亦致泄泻，此因于内伤者也。外则当调六腑，内则当调五脏。又有因饮食所伤而泄者，法当消导。因脾胃气虚而泄者，法当补中益气，使胃气升而泄自止矣。

水肿

水肿，有痰阻食积、血瘀，致清不升浊不降而成者；有湿热相生，隧道阻塞而成者；有燥热冲液，秘结不通而成者。症属有余。有服寒凉伤饮食，中气虚衰而成者；有大病后，正气衰败而成者；有小便不利，水液妄行，脾不能制而成者。证属不足。宜分别治之。然其源多因中气不足而起。

治水肿，宜清心火，补脾土，火退则肺气下降而水道通，脾旺则运化行而清浊但发，其清者复回为气、为血、为津液，其浊者为汗、为溺而分消矣。

消渴

消渴症，渴而多饮，为上消，肺热也。多食善饥，为中消，胃热也。渴而小便数，有膏，为下消，肾热也。皆火盛而水衰也。二阳结理之消，手阳明大肠，主津，目黄，口干，津不足也；足阳明胃主血，消谷善饥，是血中伏火，血不足也。能食者，必发痈疽；不能食者，必传中满鼓胀，皆不治之症。气分渴者，喜饮冷，宜寒凉渗剂，以清其热；血分渴者，喜饮热，宜甘温缓剂，以滋其阴。上轻中重下危。

中满

凡胸中满，心下满者，皆气也；腹中满者，或胜气，或宿食；小腹满者，或溺，或血，停蓄而胀满也。清阳出上窍，故上满者，为气而非物；浊阴出下窍，故下满者，为物而非气。俱实热病，惟冷厥膀胱少腹满一症为寒，有手足厥冷可辨。痰满亦有在上焦者。

偏头痛

偏头痛者，太阳少阳相火也，有痰者多。左属风，属火，多血虚。右属痰，属热，多气虚。浅而近者，为头痛；深而远者，为头风，当验其邪所从来而治。

下利

伤寒下利，三阳传阴经而下利者，为协热利；阴寒直中阴经而下利者，为寒利。外邪传里而腹痛者，其痛不常；有寒在内而腹痛者，痛无休止，时欲作利。大腹属太阴，小腹属少阴，脐下属厥阴，亦有挟食积与痰火者。三阳下利，身热；手足温者，太阴下利也；身冷，少阴厥阴下利也。虽有表证，不可发汗。

伤寒

伤寒脉沉细，欲吐不吐，心烦，但欲寐，五六日利而渴者，为少阴证，真武汤主之。阴寒为病，内无燥热，则口中和；阳气内增，则消燥津液，口燥舌干而渴。欲辨阴阳寒热之不同，当以口中润燥详之。一法，看小便清，则为寒，赤则为热，亦可辨也。并看苔色深浅。太阳在表，无腹痛；少阳半表半里，有胸胁痛，而无腹痛；阳明腹满急痛者，里实也，宜下之。三阴下利而腹痛者，表寒也，宜温之。肠鸣泄泻而痛者，里虚有寒也，宜温中散寒。

三阴证

三阴中寒，初病无身热头痛，是无表证，邪不在阳也。恶寒厥逆，是寒中于里，阳气不宣于四肢也。引衣自盖，蜷卧沉重，是寒中少阴也；腹痛吐泄不渴，是寒中太阴也；指甲唇青，口吐沫涎，是寒中厥阴也。至沉迟无脉，阴寒为已甚矣，宜用回阳救急汤。

阳明证

阳明证，邪热甚，脉洪大，热在表而浅，邪恶正，故恶寒；热入里而深，邪甚无畏，故不恶寒，反恶热。中风有汗，伤寒无汗，传入阳明则有汗，里热，作渴。阳明主肌肉，故肌热；脉交颊中，故目痛；脉挟鼻，故鼻干；胃不和，故卧不安。平旦属少阳，日中属太阳，日晡属阳明，伤寒证，日晡发热，为胃实，无虚证，胃热失下，必发斑。

头痛

头痛，邪滋外入，令人头痛，身重恶寒，此伤寒头痛也；头痛耳鸣，九窍不利，肠胃之所生，乃气虚头痛也；心烦头痛者，痛在心小肠，乃湿热头痛也；如气上不下，头痛巅痛者，下虚上实也，过在膀胱与肾，乃风湿头痛也；如头半边痛者，先取手少阳阳明，次取足少阳阳明，此偏头痛也；有厥逆头痛者，所犯大寒，内至骨髓，手足寒至节，死，不治。太阳头痛，恶风寒，脉浮紧，川芎、羌活、独活、麻黄之类为主；少阳头痛，脉弦细，往来寒热，柴胡、黄芩为主；阳明头痛，自汗，发热恶寒，脉浮缓，升麻、葛根、厚朴、白芷、石膏为主；太阴头痛，必有痰，体重，或腹痛，脉缓沉，苍术、半夏、南星为主；少阴头痛，三阴三阳经不流行，而足寒气逆，为寒厥，脉沉细，麻黄、附子、细辛主之；厥阴头痛，顶痛，或吐涎沫，厥冷，脉浮缓，茱萸汤主之；血虚头痛，当归、川芎为主；气虚头痛，人参、黄芪为主；血气非虚头痛，补中益气汤，少加川芎、蔓荆子、细辛。清香膏，风湿头痛药也；白术半夏天麻汤，痰厥头痛药也；羌活附子汤，厥逆头痛药也；如湿气在头者，以苦吐之，如瓜蒂散之类是也。

积聚

积聚，坚而不移者，为积，乃脏病；推移不定者，为聚，乃腑病；皆由气血不运而成。处心下位，中央填塞痞满，皆土病也。

胸闷不食，为痞；胸腹膨胀，为满；大便黏少，为燥；腹满痛，不大便，为实；按之硬，为坚；按之硬痛者，为结胸；不硬不痛，心下满闷，为支结。

水泄

凡水泻，湿也；腹痛肠鸣而泻，火也；痛甚而泻，泻而痛减者，食也；完谷不化，气虚也。

疮肿

凡肿而痛者，为实邪；肿而不痛者，为虚邪；肿而赤者，为结热；肿而不赤者，为留气停痰。

风寒辨

伤寒伤风辨，伤寒郁而后能发热，伤风即能发热，伤寒无汗，伤风有汗，伤寒无涕，伤风有涕，伤寒手足冰厥，伤风手足背皆温。伤寒脉紧，伤风脉缓。

阴阳表里

阴阳表里辨，阳症之表，发热，恶寒，头痛，脊强，便清，手足温和。阴证之表，身热，恶寒，面紫，息冷，手足厥逆。阳证之里，苔焦舌燥，烦渴掀衣，扬手掷足，大便秘结，小便赤涩，爪甲红活，身轻易于转侧，脉浮洪数。阴证之里，不渴蜷卧，引衣自盖，唇紫舌卷，大便滑泄，小便清白，爪甲青黑，身重难于转侧，脉沉细数。惟腹痛与呕，阴阳里证皆有之。

三阳症

三阳经，又有阴阳表里之分。太阳以热在皮肤，头痛项强，在经为表；以口渴尿赤，热入膀胱，在腑为里。阳明以热在肌肉，目痛不眠，在经为表；以口渴背寒，为热渐入气；若自汗狂谵，热已入胃腑。少阳以胸胁之间，为半表半里。以上皆发热，太阳恶寒，阳明自汗，少阳多呕，皆三阳证也。大抵阳证多得之风寒暑湿，邪生于太阳也；阴证多得之饮食起居，七情六欲，邪生于少阴也。故曰，伤寒内伤，十居八九也。

汗症

伤寒证，始于太阳，故以发汗为先，汗出则愈，凡发汗病症仍在者，三日内，可二三汗之，令腰之下，周遍为度，但有一毫头痛恶寒，尚为在表，脉浮急者，当汗；脉沉缓者，亦当汗；虽与阳明合病，喘而胸满，亦当汗，不当下也。

忌汗

忌汗诸症，阳盛阴虚，下之则愈，汗之则死。阴盛阳虚，汗之则愈，下之则死。脉浮紧者，身痛宜汗之，如尺脉迟者，不可发汗，以营弱血少故也。咽喉干燥者，不可发汗，津液不足也。咳而小便利，若先小便者，不可发汗，汗则四肢厥冷，肺肾虚冷也。下利虽有表证，不可发汗，汗出必走津液而胀满，胃气虚也。淋家不可发汗，汗出必便血，忌耗津液，反增客热也。衄家不可发汗，汗则阴阳俱虚也。疮家虽身痛，不可发汗，发汗则痉。少阴病，脉沉细数，病为在里，不可发汗，少阴病，但厥无汗，而强发之，必动其血，或滋口鼻，或目出，是为下厥上竭，难治。脉动数微弱者，不可发汗，脉沉迟，为在里，反发其汗，则津液越出，大便难，表虚里实，必谵语。汗家重发汗，必恍惚心乱，腹中左右上下有动气，不可发汗。

忌下

忌下诸症，太阳证，外证未解，不可下。浮大之脉，不可下，大为在表。恶寒，不可下，恶寒为邪在表。呕多虽有阳明证，不可下，呕则邪在上焦也。阳明证不能食，攻之必哕，胃中虚冷故也。阳明证，应发汗，反下之，此为大逆。太阳阳明合病，不可下。少阴证，阳虚尺脉弱混者，不可下。脉数不可下，数为血虚，下之必亡阴。恶水者，不可下，下之必里冷，不嗜食，完谷出。头痛目黄者，不可下。虚家不可下，阳微不可下，下之痞硬。诸四厥逆者，不可下。

下症

当下诸症，发汗不解，腹满痛者，急下之。下利，三部脉皆平，按之心下硬者，急下之。脉滑而数，有宿食也，宜下之。寸脉浮大，按之反涩，尺中亦浮而涩，知有宿食，宜下之。伤寒六七日，目中不了了，睛不和，无表里症，大便难，身微热者，此为里也，急下之。阳明证，发热汗多者，急下之。少阴证，得之二三日，口燥咽干者，急下之。少阴证，六七日，腹胀，不大便者，急下之。少阴证，自利清水，色纯青者，心必痛，口必燥，宜下之。厥阴证，舌卷囊缩，宜急下之，此有寒极而缩者，宜附子四逆加吴茱萸汤。又有阳明之热，陷入厥阴，此为热结，当泻阳以救阴。有病循衣摸床，两手撮空者，此胃热也，亦宜下之。

伤寒症，日数虽多，但有表症而脉浮者，犹宜发汗；日数虽少，若有里症而脉沉者，宜即下之。

痰

痰饮，稠者为痰，稀者为饮。水湿其本也。得火则结为痰，随气升降，在肺则咳，在胃则呕，在头则眩，在心则悸，在背则冷，在肋则胀，其变不可胜穷也。

疟

疟，有中三阳者，有中三阴者，其症各殊。在太阳谓之寒疟，宜汗之；

在阳明谓之热疟，宜下之；在少阳谓之风疟，宜和之。此三阳更病，谓之暴疟，发在夏至后，处暑前，此伤之浅者也。在三阴经，谓之湿疟，发在处暑后，冬至前，此伤之重者也。凡疟须分阴阳，气虚属阳，血虚属阴，春夏属阳，秋冬属阴，自子至巳属阳，自午至亥属阴。邪浅在腑为阳，邪深在脏为阴。在腑者，故一日发；在脏者，故间日发，或三四日一发。卫虚则先寒，营虚则先热。疟发必有寒有热，外邪估于半表半里，适在少阳所主之界，出与阳争，阴胜则寒，入与阴争，阳胜则热，纯热无寒，为瘅疟、温疟，纯寒无热，为牡疟，要皆自少阳而造其极偏。补偏救弊，亦必还返少阳之界，使阴阳协和而得愈。谓少阳而兼他经，则有之；谓他经而不涉少阳，则不成其为疟矣。脉纵发透，而弦之一字，实贯彻之也。

水肿

水肿，有痰裹、食积、瘀血，致清不升，浊不降而成者；有湿热相生，隧道阻塞而成者；有燥热冲击，闭结不通而成者。症属有余。有服寒凉，伤饮食，中气虚衰而成者；有大病后，正气衰败而成者；有小便不通，水液妄行，脾莫能制而成者。症属不足。宜分别治之。然其原多由中气不足而起，故水病当以健脾为主，使脾实气运，则水自行矣。

肺症

肺痿，感于风寒，久而咳嗽短气，鼻塞胸胀，因成肺痿。有寒痿，有热痿，二症宜养血补气，保肺清火，此属正虚。

肺痈，热毒蕴结，咳吐脓血，胸中现痛，宜泻热豁痰，开提升散，此为邪实，较痿稍轻。

鼻渊，肺主鼻，风热乘肺，上燔于脑，故鼻多浊涕而渊。

胁痛

多是肝木有余，宜小柴胡汤加青皮、川芎、白芍，左胁痛宜活血行气，右胁痛宜消食清痰。胁者，肝胆二经，往来之道，其火上冲，则胃脘痛；横行，则两胁痛。

惊悸

惊悸，有触而心动曰惊。无惊而自动曰悸，即怔忡也，有因心虚火动者，有因肝虚胆怯者，有因水停心下者，火畏水，故悸也。

五积

五积，心积曰伏梁，起脐上，至心下；肝积曰肥气，在左肋；肺积曰息奔，右肋；脾积曰痞气，在胃脘右侧；肾积曰奔豚，在少腹上，至心下。经曰大积大聚，其可犯也，衰其大半而止，过则死。

霍乱

霍乱，外有所感，内有所伤，阴阳乖隔，邪正交争，故上吐下泄，而中绞痛也。邪在上焦则吐，在下焦则泻，在中焦则吐泻交作，此湿霍乱症，轻易治。若不能吐，则邪不能出，壅遏正气，关格阴阳，其死甚速，乃干霍乱，佐名搅肠痧，切勿以谷食，即米汤下咽亦死。用烧盐、热童便，三饮而三吐之，可愈。

霍乱吐泻，乃风湿暍[①]三合邪也。湿土为风水所克，郁则生热，心火上炎，故吐，吐者暍也；脾湿下注，故泄，泄者湿也；风急甚则转筋，转筋者风也。然有寒热二证，仓卒遇此，脉候未审，切勿轻授偏热偏寒之证，惟饮阴阳水为最稳。

腰痛

腰痛，属肾虚。痛有定处，属死血；往来走痛，属痰；腰冷身重，遇寒便发，属寒注；或痛或止，属湿热；而其原多本于肾虚。以腰者，肾之府也。

中风气辨

厥逆痰壅，口噤，脉伏，身温为中风，身冷为中气，有痰为中风，无痰为中气。故云，暴怒伤阴，暴喜伤阳，忧愁不已，气多厥逆，注之中气，不可作中风论。

---

① 暍（yē）：中暑，伤暑。

痢

痢，皆属湿热。赤为伤血，白为伤气；脓血稠黏，气血两伤也。腹痛后重，气血皆滞也。行血则腹痛自愈，调气则后重自除。

中风脉

中风之脉，必有所无，兼寒则浮紧，兼风则浮缓，兼热则浮数，兼痰则浮滑，兼气则浮涩，兼火则盛大，兼阳虚则脉微，兼阴虚则脉数或细如丝。虚滑为头痛，缓迟为营卫衰。然虚浮迟数，正气不足，尚可补救；急大数疾，邪不得制，必死无终。若数大未至急疾者，尚有可救。治风之法，初得之，即当顺气，及其久也，即当活血。中风而口开不噤者，筋先绝也，不治。又云，重轻以脏腑别之，中脏者重，多滞九窍；中腑稍轻，多着四肢；若外无六经开症，内无便溺阻隔，为中经络，为又轻。六经形症：口开，手撒，眼合，鼻鼾，吐沫，风痫，遗尿，直视，头摇诸症也。

咳嗽

咳嗽，感风者鼻塞声重，伤冷者凄清怯寒，挟热为焦烦，更湿病缠滞，痰血则胸间腥闷，停水则心下怔忡。或实或虚，痰之黄白，唾之清稠，滋可知也。痰饮流入四肢，令人肩背酸痛，两手疲软，误以为风，则乱其治。

反胃

反胃膈噎，由火盛血枯，或有瘀血寒痰，阻滞胃口，故食入反出也。宜润燥养血，消瘀散痰，温胃降火为主。食不得入，是有火也；食久反出，是无火也。

带下

带下起于风寒湿热所伤，因带脉而得名，故曰带。赤属血，白属气。有湿热流滞下焦者，有肝肾阴淫湿胜者，有惊恐而水乘土位、浊液下流者，有思想无穷、而为白淫者，有侮经湿热、屈滞于小腹之下者，病本虽殊，皆为气血虚损，营卫累滞而成，其标则一也。又云，赤者湿伤血分，自心、小肠来；白者湿伤气分，自肺、大肠来。有寒热二证，亦有因痰而带浊者。

甘桔汤加味

枳桔汤，取其通肺，利膈下气，治胸中痞满不痛。甘桔汤，取其辛苦散寒，甘本除热，治咽喉口舌诸病，加荆芥、防风、连翘，名如圣汤；失音，加诃子；声不出，加半夏；上气，加广皮；咳嗽，加知母、贝母；咳泻，加五味；酒毒，加葛朴；少气，加人参；呕吐，加半夏、生姜；吐脓血，加紫菀；肺痿，加阿胶；胸腹不利，加枳壳；痞满，加枳实；目赤，加栀子、大黄；面肿，加茯苓；肤肿，加黄芪；发斑，加荆芥、防风；热毒，加大黄、牛蒡；不眠，加栀子。余可类推。

二陈汤加味

二陈汤，治痰之总剂。寒痰加干姜、白芥子，热痰加黄芩、瓜蒌，湿痰加苍术、茯苓，风痰加南星、前胡，痞痰加枳实、白术，更看痰之所在，加引导药，惟燥痰，非半夏所宜也。

两感伤寒

伤寒，一日太阳受之，太阳经循腰脊，经头项，故头项痛，腰脊强。二日阳明受之，阳明主肌肉，其脉侠鼻络目，故身热目痛，鼻干不眠。三日少阳受之，少阳胆脉循胁络耳，故胸胁痛而耳聋。四日太阴受之，太阴脉布胃中，络嗌，故腹满而嗌干。五日少阴受之，少阴脉贯肾络肺，系舌本，故口燥舌干而渴。六日厥阴受之，厥阴脉循阴器，强于肝，故烦满而囊缩。两感者，谓一日则太阳与少阴俱病，有头痛项强，而又口中干烦渴也；二日则阳明与太阴俱病，有身热谵语，而又腹满不欲食也；三日则少阳与厥阴俱病，有胁痛耳聋，而又囊缩厥逆也。此阴阳表里俱病，欲汗之，则有里证，欲下之则有表证，故《内经》皆云必死也。

黄疸

黄疸，脾胃有湿热，则发黄；热甚者，身如橘色，汗如柏汁；亦有寒湿发黄者，身黄，黄而色暗。大抵治以茵陈为主，阳黄加大黄、栀子，阴黄加附子、干姜，各随症治之。小便利而色白者，即寒也。

暑

暑有乘凉饮冷，致伤气为阴邪所逼，反中入内，遂病头痛，发热，恶寒，烦燥，口渴，吐泻，霍乱，宜散暑和脾。若饮食不节，劳役作丧之人，伤暑，大热大泻，汗出如雨，烦躁喘喝，或泄或吐，乃内伤之症，宜泻火益元。均与中热不同，中暑为阴证，为不足，中热为阳证，为有余，故中暑宜温散，中热宜清凉。

疳虫

小儿五疳，便浊，泻痢，腹虫，皆由脾胃虚弱，因而乳停，食滞，湿热瘀塞而成。脾胃健，则积滞消，湿热散，水道利，而前症除矣。

气

人身以气为主，盛则强，虚则衰，顺则本，逆则病，绝则死矣。经曰，怒则气上，恐则气下，喜则气缓，悲则气消，惊则气乱，思则气结，劳则气耗，此七情之气也。以香附为主，随症加升降消补之药。气为血配，血因气行，气顺血亦和畅矣。如川芎，血中之气药也，通肝经，上行头目，下行血海；地黄，血中血药也，通肾经，能生真阴之虚；当归，血中主药也，通肝经；芍药，阴分药也，通肝经，能活血，治血虚腹痛；桃仁、红药、苏木、丹皮、血竭，血滞所宜；蒲黄、阿胶、地榆、百草霜、棕炭，血崩所宜；苁蓉、锁阳、牛膝、枸杞、龟板、夏枯草、益母草，血虚所宜；乳香、没药、五灵脂、凌霄花，血痛所宜；乳酪，血燥所宜；干姜、肉桂，血寒所宜；苦参、生地，血热所宜。

下血

血鲜为肠风，热感而见也；血瘀为脏毒，积久而发也；粪前为近血，出肠胃；粪后为远血，出肺肝；鲜为热，自气分来；瘀为寒，自血分来。下痢必先汗解其外，后调其内。首用辛凉以解表，次用苦寒以攻里。后重宜下，腹痛宜和，身重宜除湿，脉弦宜去风，风邪内结宜汗，身冷自汗宜温，脓血稠黏宜重剂以竭之。赤属血分，白属气分，俗谓赤热白寒者非也。通作湿热处治，但有新久虚实之分。脓血稠黏，气血两伤也，腹痛后重，气血皆滞也，行血则脓血自愈，调气则后重自除。

噤口痢者，热壅上焦，用黄连同人参煎服，吞得下咽便好。

痰

痰涎为物，随气升降，无处不到，入心则迷成癫痫，入肺则塞窍咳喘、背冷，入肝则肋痛干呕、寒热往来，入经络则麻痹疼痛，入筋骨则牵引现病，入皮肉则瘰疬痈疽。盖痰之本，水也，湿也，得气与火则结为痰，宜以控涎丹主之。

风气

风胜则气壅，壅于皮肤则顽麻，壅于骨节则烦痛，壅于经络则语涩行难，壅于口面则㖞斜，壅于胸喉则痰喘。

胀

胀，症每不同，清补实得其宜，气虚宜补气，血虚宜补血，食滞宜消导，痰滞宜行痰，挟热宜清热，湿盛宜利湿，寒郁宜散寒，怒郁宜行气，蓄血宜消瘀，不宜专用行散药，亦有服参芪而反甚者，以挟食挟热，挟血挟寒，不可概作肝虚气弱治也。

诸痿

热则伤血，血不荣筋，则软短而为拘。湿则伤筋，筋不束骨，则弛长而为痿。或兼气虚血虚，脾虚肾虚，湿痰死血之不一，又当随症加二妙散以治之。二妙散者，苍术、黄柏二味也。

咳嗽痰

脾无虚不生痰，脾为生痰之源，肺为藏痰之器。有声无痰曰咳，盖伤于肺气也；有痰无声曰嗽，盖动于脾湿也；有痰有声曰咳嗽，或因火、因风、因寒、因湿、因虚劳、因积食，宜分证论治。故咳嗽以治痰为主，而治痰以顺气为先。宜以半夏、南星，燥其湿，枳壳、橘红，利其气，肺虚加温敛之味，肺热加凉泄之剂。二陈汤为治痰之部药，第其中有半夏，血家、汗家、渴家最忌之。至久病阴火上升，津液生痰不生血，宜补血以制相火，其痰自除。

传经

足太阳，为诸阳之首，故多传变，如太阳传阳明，水传土也，谓之微邪，又为循经得度传；太阳传少阳，谓之越经传；太阳传太阴，谓之误下传；太阳传少阴，谓之表里传，水胜火，火胜水，此南北二方之变，顷利害人，变化无常，辨之不早，必成不救。太阳为他用，谓之首尾传，三阴不至于首，惟厥阴与督脉上行，与太阳相接，又名诸经明经传，灾变至重矣。

疮

痈滋六腑生，疽滋五脏生，皆阴阳相滞而成，气为阳，血为阴，血行脉中，气行脉外，相并周流。寒湿搏之，则凝滞而行迟，为不及；火热搏之，则沸腾而行速，为太过；气郁邪入血中，为阴滞于阳；血郁邪入气中，为阳滞于阴；致生恶毒，然百病皆由此起也。

风湿麻木

湿热流于肢节之间，肿属湿，痛属热，汗多属风，麻属气虚，木属湿痰死血。十指麻木，是胃中有湿痰死血，脾主四肢故也。痛风当分新久，新病属寒，宜辛温药；久病属热，宜清凉药。所谓暴病非热，久病非寒是也。总宜顺气，消痰，搜风，散湿，养血，去瘀，为要。四肢烦重，风中经络，热而挟湿也。语言謇涩，风中舌本也；半身不遂，邪并于虚也；手足拘挛，风燔其筋，而血不濡也；痿痹不仁，风而兼湿，顽麻痿躄也。

烦躁

烦躁，有在表者，不出汗而烦躁是也；有在里者，不大便而烦躁是也；有阳虚者，汗下后，病不言而烦躁是也；有阴盛者，少阴证吐利厥逆，烦躁欲死是也。内热曰烦，为有根之火；外热曰躁，为无根之火。故但躁不烦，及先躁后烦者，皆不治。大抵太阳烦躁宜汗，阳明烦躁宜下，阴证烦躁宜温。又吐后烦为内烦，下后烦为虚烦，不吐不下而烦者，胃有郁热也。

泻

脾虚故泻，肝实故痛，伤食腹痛，得泻便减，而若泻而痛不止者，土败木贼也；水泻而腹不痛者，湿也；痛甚而泻，泻而痛减者，食积也；泻水，腹痛肠鸣，痛一阵，泻一阵者，火也；或泻或不泻者，或多或少者，痰也；完谷不化者，气虚也。

心痛

心痛，当分新久，若初起，因寒因食，宜当温散；久则郁而成热，若用温，则助痛添病矣。古方多用栀子为名，热药为之向导，则邪易伏。此病虽日久，不食无妨，若痛止恣食，痛必再作也。

满

胸中满，心下满者，皆气也；腹中满者，或燥屎，或宿食；小腹满者，或溺，或血，停蓄而胀满也。清阳出上窍，故上满者，为气而非物；浊阴出下窍，故下满者，为物而非气。俱是热证，惟冷厥膀胱小腹满一症为寒，有手足厥冷可辨。痰满亦有在上焦者。

三阴证

腹痛自利，虚寒也。三阴自利居多，身凉脉静者顺，身热脉大者逆。内寒，故恶寒不渴。寒则血脉凝滞，阳气不能敷布，故一身疼痛，而手足厥冷。反不恶寒，面赤发躁，阴盛格阳于外也。寒留胸中，故食入即吐。肠有寒饮，故逆而干呕。虚火上炎，故咽喉疼痛。虚阳扰乱，外见假热，故昼日烦躁，夜则安静。过汗则亡阳而表虚，误下则亡阴而里虚，阴阳表里俱虚，乃生烦躁，宜用人参、茯苓以除烦，附子、干姜以解躁。又云汗后恶寒，人必虚；下后发热，人必实。

又少阴脏中，重在真阳，阳不回，则邪不去。厥阴脏中，职司藏血，不养血，则脉不起，即遇久寒之人，亦不用干姜、附子，只用吴萸之走肝者，自上而下，生姜之辛散者，自内达外也。

呕吐

有声有物曰呕，有声无物曰哕，有物无声曰吐，其症或因寒、因热、因食、因痰，气逆上冲而然。生姜解散逆气，为呕吐之药，但能治上焦气壅，表实之证。若胃虚，谷气不行，胸中闭塞而呕者，惟宜益胃，推扬谷气而已，而用辛热药泻之，以其性上升，如胃热者，非所宜也，藿香亦然。

戴阳证

戴阳证，乃面赤身热，不烦而躁，或先躁后烦，此为阴盛格阳，虽大热欲于泥水中卧，但饮水不得入口，此气欲脱而静，如灯将灭而复明也。

水肿

阳水先肿上体，肩背手膊，手三阳经；阴水先肿下体，腰腹胫跗，足三阴经。肿属脾，胀属肝。由心腹而散四肢者吉，由四肢而入心腹者危。男自下而上，女自上而下，皆难治。肿胀，唇黑则伤肝，缺盆平则伤心，脐出则伤脾，足心平则伤肾，背平则伤肺，皆不可治。腹胀身热脉大者，是逆也，多死。又有声鼓之如鼓，为鼓胀；气不通利，为气胀；血不通利，为血胀。但气分，心下坚大，而病发于上；血分，血结胞门，而病发于下。气血不通，则水炕头不通而尿少，尿少则水积而为水胀；湿热相生，则为热胀。

手足痛

凡手足前廉，属阳明；后廉，属太阳；外廉，属少阳；内廉，属厥阴；内前廉，属太阴；内后廉，属少阴。以臂贴身垂下，大指居前，小指居后定之，手足痛者，当分是何经络，用药为引，如太阳羌活、防风，阳明升麻、白芷、葛根，少阳柴胡，厥阴吴萸、川芎、青皮，太阴苍术、白芍，少阴独活、细辛是也。

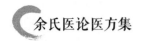

附 药

补剂

熟地

滋阴补肾，生血生精。劳伤血晕，填骨髓，长肌肉，调经安胎，为补血上剂。生用清肠胃火，吐衄崩中，熟用滋阴退阳，血虚发热，痿痹惊悸，咳嗽除痰，利大小便，聪耳明目，胎产百病。

人参

健脾补肺，虚劳内伤。人参补五脏之阳，沙参补五脏之阴。其性甘温，大补元气，辅正匡邪，疏导经络，添精神，定惊悸，生津止渴，虚咳喘促，发热自汗。

茯苓

交心肾而渗脾湿，泄热利水，宁心益脾。肠中痰火，水肿淋沥，小便不通，多此能止。生津止渴，退热安胎，饮停惊悸，入心除烦。茯神，补心养神，伐肾邪而疗心悸。

白术

健脾温中，燥湿化痰，补气燥脾，和中止呕，利小便，生津液，止泄泻，化积痰，祛劳倦，解肌热，进饮食，除湿气，利腰膝，在血补血，在气补气。

黄芪

补气，束固肌表，补肺固卫，拢脓内托，痘症不起，阳虚无热者，宜之。大补阳虚自汗，温三焦，壮脾胃，生血生肌，泻阴火，解肌热，益元气，补中虚。

枸杞

甘寒补水，润肺清肝，滋肾益气，生精助阳，祛风明目，利大小肠，咽干消渴，补虚劳，强筋骨，益精壮阳，气味甘寒，为补水要药。

附子

大热纯阳，通行十二经，其性浮而不沉，其用走而不守，治三阴伤寒，中寒中风，气厥痰厥，呕哕膈噎，脾泄冷痢，拘挛风痹，癥瘕积聚，一切沉寒痼冷之症。

肉桂

气厚纯阳，入肝肾血分，补相火之不足，益阳消阴，痼冷沉寒，能发汗，疏通血脉，宣导万药，引火归元，抑肝风而扶脾土，湿盛泄泻，通经堕胎，辛散肝风，甘益脾土。

杜仲

补腰助肾，入肝经气分，润肝燥，补肝虚，能使筋骨相著。治腰膝酸痛，阴下湿痒，小便作涩，胎漏沥血。

牛膝

强筋骨，宜下焦，走膝胫。引诸药下行，入肝肾二经，治腰膝骨痛，足痿筋挛，阴痿失溺，伤中少气，久虚下痢，心腹诸痛，淋痛尿血。

当归

辛温养血，入心肝脾，为血中气药。虚寒劳热，咳逆上气，头痛腰痛，腹痛，妇人一切血证，滋阴养血，虚寒发热，温病便血，澼痢风痉，痿痹癥瘕，润肠胃，泽肌肤，排脓止痛，带脉诸病。

白芍

敛阴调荣，养血柔肝，安脾理气，酸能收，苦能泄，缓中气，止腹痛，敛汗除烦，补劳退热。脾虚腹痛，心痞胁痛，妇人胎产一切血证，其味酸寒，和阴血而泻肝火，敛营气而止腹痛。

枣仁

专补肝胆，又能理脾，助阴气，坚筋骨，除烦止渴，敛汗宁心，胆虚不眠，生用又治胆热好眠。

枣皮

补肾温肝，固精秘气，强阴助阳，缓腰膝，缩小便，耳鸣耳聋，安五脏，通九窍，治风寒湿痹，鼻塞目黄，收气脱，止虚汗。

苁蓉

入肾经血分，补命门相火，滋润五脏，益髓强筋，崩带遗精，五劳七伤，腰膝冷痛，大补精血。

覆盆子

宜肾脏而固精，补肝虚而明目，起阳痿，缩小便，泽肌肤，乌须发。

故纸

助命火，暖丹田，能补相火以通君火，入心包，壮元阳，缩小便，五劳七伤，腰膝冷痛，肾虚泄泻，肾冷精流，坚固元阳，妇人血脱气浮等症。

菟丝

益三阴，强卫气，强阴益精，温而不燥，不助相火，入足三阴经，精寒淋沥，口苦燥渴，祛风明目，补胃气，助筋脉，益气力，肥健人。

龟板

补心益肾，滋阴资智，治阴血不足，劳热骨蒸，腰脚疼痛，癥瘕崩漏，阴虚血弱之症，久嗽久痢，久泄久痿，益阴清热，补肾补心。

鳖甲

滋阴，退血分寒热，入肝经，治劳瘦，骨蒸，往来寒热，腰痛胁坚，血瘕，痃癖，除热散结，疟母等症，属金与土，乃厥阴血分之药。

益智

入脾经，兼入心肾，主君相二火，补心气命门三焦之不足，涩精固气，开发郁结。温中进食，缩小便，止呕吐，客寒犯胃，冷气腹痛，崩带遗精。

莲米

脾之上果也，能交心肾，涩精气，厚肠胃，治脾泄久痢，白泻梦遗，女人崩带，及诸血病。石莲清心除烦，开胃进食及淋泻等症。

龙骨

能收敛浮越之正气，清肠益肾，安眠定惊，固精止汗，崩带遗精，多梦纷纭，吐衄脱肛，收气定喘，驱邪解毒，小儿惊痫。

牡蛎

咸以软坚，涩以收脱，治遗精崩带，止嗽敛汗，固大小肠，清热补水，和经止泻，属肝肾血分之药，化痰消瘰，散结积，治寒痰，血结瘕疝，虚劳烦热，益精气，收小便。

表剂

麻黄

辛温，中空气薄，肺家专药，走太阳，能开腠散寒，发汗，通九窍，开毛孔。

羌活

太阳表药，治身痛背强，治太阳头痛，散肌表八风之邪，和周身百节之痛。

防风

风药卒伍，治一身尽痛，除风强经，可为血药之使，泻肺火，散肝火，专行上部。

紫苏

疏表气，散外寒，辛入气分，紫入血分，通心利肺，开胃益脾，发汗解肌，和血下气，宽中化痰，祛风定喘。子下气消痰，温中开郁。梗性稍缓。

荆芥

疏风热，清头目，入肝经气分，兼行血分，其性升浮，能发汗，散风湿，清利咽喉，通利血脉，风病、血病、疮病要药，伤风头痛，中风口噤，目中患花，崩中血痢，产风血晕，清热散瘀，破结解毒，风在皮里膜外者主之。

白芷

治阳明头痛，头面诸痰，风热痰火，牙痛鼻渊，皮肤燥痒，湿热疮疡，解砒毒蛇伤，散风活血，头目昏痛，眉棱骨痛，目痒泪出，面䵟①斑疵，活血排脓，生肌止痛，为阳明主药，又治产后伤风，血虚头痛。

柴胡

解肌热以除烦，散少阳之邪，平少阳之热，味苦气寒，以达阳气，宣畅气血，散结调经，呕吐心烦，诸疟寒热，胸痞肋痛，热入血室，伤寒邪热，痰热结实，虚劳骨蒸，头眩目赤，口苦耳聋，血瘀气聚。

---

① 䵟（gǎn）：指皮肤黧黑枯槁。

前胡

消痰下气而解风寒，畅肺悦脾，性阴而降，功专下气，治痰热哮喘，咳嗽呕逆，澼泻霍乱，小儿疳气，明目安胎。

柴胡性升，前胡性降。

川芎

通阴阳血气之使，活血平肝，治少阳头痛，润燥补虚，上行头目，下通血海，搜风散瘀，止痛调经，血虚头痛，气郁血郁，又为血中气药，升清散瘀。

葛根

散阳明之邪，升阳明之清，开腠发汗，解肌退热，止泻生津，属脾胃虚弱泄泻之药，兼入脾经，开腠发汗，阳明头痛，血痢温疟，起阴气，散郁火，解酒毒，利二便，杀百药毒。

升麻

升提清阳，引药上行，表散风邪，止阳明头痛胃痛，性阳味甘，气升，能解百毒，时气毒疠，下痢后重，久泄脱肛，崩中带下，足寒阴痿。

天麻

入肝经气分，通血脉，疏痰气，诸风眩掉，头旋眼黑，语言不遂，风湿顽痹，小儿惊痫。

桔梗

苦甘入肺，能载诸药上浮，使气得升降而益和，清肺散滞，疏肝和脾，利头目咽喉，胸腹痰滞，开提气血，表散寒邪，口疮干咳，喘促鼻塞，肺气不和，火郁上焦，阳明虚热齿痛，养血排脓。

薄荷

消散风热，清利头目，搜肝泄肺，理血消风，疏逆和中，其味辛凉，清扬升发，散热理血，头痛头风，中风失音，痰嗽口气，舌痿语涩，咽喉口齿诸痛，皮肤疮疥，小儿惊热，发汗疏表，破血止痢，骨蒸潮热。

藿香

辛温理气和中，解郁止呕，去恶气，进饮食，霍乱吐泻，心腹绞痛，上焦壅热，理脾肺之气，调中解郁。

香薷

辛散皮肤之蒸热，温解心腹之淤结，入肺，专治暑症，利小便，止呕逆，单服治霍乱转筋。

细辛

肾经表药，治少阴头痛，散结温经，破痰下乳，行血发汗，不可过用。

知母

辛苦寒滑，上清肺金而降火，下润肾燥而滋阴。入肾经气分，滋肾水，泻肺火，消痰定嗽，骨蒸燥渴，治有汗之骨蒸，利二便，消浮肿。

蔓荆

轻浮升散，搜风凉血，头痛脑鸣，头面风虚之症。

藁本

膀胱经风药，治头痛连脑，又下行去湿。

花粉

降心润肺，滑痰解渴，消肿行水，口燥唇干，胃热黄疸，生津止渴，解热生肌，排脓消肿，止小便数，热狂时痰，痛经利水，肿毒发背，有虚热者宜之。

茵陈

利湿退黄，入膀胱经，发汗利水，以泄脾胃之湿热，为治黄疸要药，又伤寒时疫，狂热瘴疟。

桂枝

辛温，能解营分之邪，连之肌表，温经通脉，发汗解肌，手足痛风。

青蒿

苦寒入肌解蒸，苦寒之药，多伤脾胃，惟青蒿清芬入脾，独宜于血虚有热之人，入肝胆二经，骨蒸劳热，久疟久痢。

清剂

元参

入肾，散无根浮游之火，利喉通便，咳嗽吐血，瘀热骨蒸，壮水以制阳光，阳毒发斑，喉痹咽痛，烦渴温疟，郁闷不舒。

天冬

苦入心而寒泻火，入肺经气分，滋肾润燥，止渴消痰，肺痿肺痈，阴虚有火之症。

麦冬

滋水润燥，清心润肺，泻热除烦，消痰止嗽，行水生津，客热虚劳，脉绝短气。

石斛

淡平入脾而除虚热，咸平入肾而涩元气，能平胃热，壮筋骨，疗风痹脚气。

半夏

燥湿除痰，收逆气，散水饮，辛温散结，和胃止呕，健脾散逆，反胃吐食，发声音，利水道，散痞消肿，寒热间作。

陈皮

理气散逆，辛能利肠，香能燥湿醒脾，脾肺气分之药，调中快腹，利水破瘀，导滞消痰，同补药则补，独用则泄脾。陈皮理上焦肺气，青皮理下焦肝气。

贝母

散肺郁除酸，功专散结除湿，润心肺，敛疮口，肺痿肺痈，咳痹目眩，淋沥瘿瘤，虚劳烦热，咳嗽上气，吐血咯血，降火散邪。惟风寒湿食诸痰，非所宜也。

丹皮

入心肾，泻血中伏火，和血凉血而生血，通经脉，除烦热，退无汗之骨蒸。退心包火，治中风五劳，惊痫，郁痓，阴虚血热。

黄柏

苦寒淡辛，泻膀胱相火，补肾水不足，入肾经血分，泻下焦火，燥湿清热，补肾滋阴。

黄连

燥湿清热，泻中焦火，镇肝凉血，入心泻肺，燥湿开郁，解渴除烦，去心窍恶血，解毒除疳，消瘀开郁。

黄芩

退热解渴，泻上焦火，寒热往来，除湿消痰，泻火利气，咳嗽呕腥，清肌表之热，生用连表，治风注肤痛，泄脾肾妄行之水，升清降渴，澼痢腹痛，黄疸淋闭，凉血消痰，养阴退阳，补膀胱水。

栀子

通泄三焦之火，屈曲下行泄水，利小便，能使心肺邪热由小便屈曲下行，解郁火，治心烦不眠，火郁心痛，吐衄，血淋血痢，津枯口渴，黄疸疮疡。

大黄

扫荡胃中实热，下燥结而除瘀热，其性浮而不沉，其用走而不守，伤寒时疫，发热谵语，瘴疟下痢，癥瘕积聚，二便不通。

龙胆草

泻命门相火，除下焦湿热，咽喉风热，肝经风火，骨间寒热，时气温热，热痢黄疸，寒温脚气，赤睛胬肉，痈疽疮疥。

车前

凉血去热，明目通淋，解肝与小肠之湿热。子甘寒，清肺肝风热、膀胱湿热，利小便而不走气，强阴益精。

木通

通利九窍血脉关节，淋沥不通，水肿浮火，除烦退热，行经下乳，通大小肠。

常山

辛苦而寒，引吐行水，祛老痰，专治诸疟。

苍耳子

能发汗，散风湿，上通脑顶，下行足膝，外连皮肤，头痛目痛胃痛，通身疮疥。

桑白

甘寒，能泻肺火，利湿热而止痰嗽，喘满唾血，热痰水肿，下气行水，利关节，养津液。

射干

苦寒能泻实火，火降则血散肿消，而痰结自解，为喉痹咽痛之要药。

连翘

散气聚血凝，入心泻火，利水通经，消肿排脓，疮家要药，除湿散热。营气壅遏，卫气郁滞，乃成疮肿，以此主之。

牛蒡

利腹滑痰，润肺解热，散水肿疮疡之毒，利腰膝凝滞之气，性冷而滑。

金银花

甘寒入肺，散热解毒，养血止渴，一切恶疮血痢，补虚疗风，肠澼血痢，热毒疟痢，痈疽发背，热毒疮疡，利大小肠，又能稀痘，花叶同功。

泽泻

入膀胱，利小便，泻肾经之火邪，功专利湿行水，治消渴痰饮，呕吐泻痢，肿胀水满，尿血洩精，又能养五脏，益气力，止头眩。

利剂

白蔻

流行三焦，温暖脾胃，属肺家主药，散滞消积，除寒燥湿，化食宽膨，吐逆反胃，脾虚疟疾，感寒腹痛，能散肺滞，惟肺胃火盛及气虚者忌之。

砂仁

调气行滞，暖胃补中，入肺益肾，和胃醒脾，通行结滞。腹痛痞满，膈噎呕吐，消食去痰，止痛安胎，霍乱转筋，奔豚崩带，祛痰逐冷，消食醒酒，止痛散寒，引气归元。

香附

通三焦，解六郁，乃血中气药，通行十二经，主一切气证，月候不调，胎产百病，上行胸腹，外连皮肤，下走肝肾，旁彻腰膝，痰饮痞满，肿胀积聚，霍乱吐泻。

木香

温三焦气分之药，泄肺，疏肝，和脾，一切气痛，九种心痛，呕逆反胃，霍乱泄痢，痰壅气结，癥瘕痞块，气逆里急，升降诸气，通利三焦。

茴香

入肾经气分，补命门暖丹田，开胃下食，调中止呕，小肠冷气，癫疝阴肿，转经脚气，散寒暖胃，多食损目发疮。能理气开胃，加入温散药中尤宜。

草果

辛热能散太阴止积寒，除痰截疟，能清膏粱之痰，暖胃祛寒，利气快脾，消汤食而散湿，开郁化食，治寒热瘴疠，霍乱反胃，噎膈痞满，吐酸泻痢，痰饮积聚。

枳壳

宽肠利气行痰消痞，结胸食积，咳逆水肿，呕逆肋胀，除风去痹，开胃健脾，肠秘后重，消胀定喘，胸痹结胸，痰痞癥结，噎膈咳嗽，泻痢癃闭，痔肿肠风。

槟榔

苦温破滞，辛温散邪，泄胸中至高之气，使之下行，攻坚去胀，消食行痰，下水除风，杀虫醒酒，癥结瘴气，疟痢水肿，里急后重。大腹皮泄肺和脾，亦治左。

厚朴

平胃散满，香能舒肝，辛能行气，消痰化食，破血行水，反胃呕逆，泻痢冷痛，除湿散满，解心腹之瘀滞。

良姜

暖胃散寒，消食醒酒，胃脘冷痛，吐恶膈噎，霍乱冷澼，温肺醒脾，泻痢瘴疟，温肺除寒，燥湿消痰。

荜茇

温中下气，消食祛痰，虚冷肠满，呕吐酸水，除胃冷，治水泻，恶心冷痰，散阳明之浮热，头痛牙痛，痰痞气痢。

乌药

上入脾肺，下通肾经，能疏胸腹邪逆之气、中风中气、膀胱冷气，妇人血瘀气滞，能通行邪滞诸气，疏邪逆诸气，逐寒温肾，益气散结，消水止痛。

丁香

泄肺温胃，呕哕呃逆，奔豚腹痛，胃冷壅胀，兼暖肾气，壮阳事，暖阴户，痰痞口臭。雌者名鸡舌香，功力较大。

沉香

平肝入脾，下气坠痰，心腹疼痛，癥瘕邪恶，理气调中，暖精壮阳，冷风麻痹，行气而不伤气，温中而不助火。

乳香

香宁入心，苦温补肾，去风伸筋，和血调气，生肌止痛，心腹诸痛，托里护心，亦治癫狂。

没药

补心胆虚，肝血不足，散结气，通滞血，消肿定痛，破癥堕胎，止痛生肌。

吴芋

暖胃温肝，益肾补火，燥脾除湿，入肝肾气分，燥湿除寒，行气开郁，又能引热下行，去痰开腠，呕逆吞酸，痞满腹噎，肠风水肿，大肠壅气，肝气上逆，呕涎头痛。

山楂

醒脾行气，散瘀化痰，消食磨积，消油腻腥膻之积，然破泄太过，多食，令人中气受伤，反伐脾胃生发之气。

干姜

生姜祛寒发表，宣肺解郁，调中畅胃，开酸下食，头痛呕哕。炮用，除胃冷而守中，去脏腑沉寒。干者，逐寒邪而发表。黑者，温经止血，通心助阳，逐冷散逆。

莱菔子

宽中化痰，散瘀消食，咳嗽吞酸，利大小便，治麸毒，定痰喘，入肺走脾，长于利气，吐风痰，散风寒，宽胸腹，发疮疹，宁嗽下痢，吐血衄血。

苡仁

理脾渗湿，入阳明胃经，治水肿湿痹，泄痢热淋，肺痿肺痈，咳吐脓血。

桃仁

入厥阴血分，通大肠血秘，热入血室，血燥血痞，血痢经闭。

杏仁

润燥散风，降气止嗽，苦甘散寒，不去皮尖，泻肺解肌，润燥行痰，上焦风燥，烦热喘促，咳逆上气，下气消积。

元胡

能行血中气滞，气中血滞，月经不调，暴血上冲，和血利气，通经堕胎。

平剂

甘草

补脾胃不足，泻心火有余，能协和诸药，解百药毒，益三焦元气而散表寒。中满者忌之，得茯苓，则不资满而反泄满。又能生肌止痛。

远志

入心通肾，泻热散瘀，肾积奔豚，健忘梦泄。

五味

敛肺气滋肾水，退热收汗，敛耗生津，强阴涩精，止呕住泻，宁嗽定喘，除烦渴，消水肿，固精气，益五脏。

菊花

益肺肾二脏，养目去翳，治头目眩晕，制火平木。

益母草

行血调经，去瘀生新，崩中带下，胎漏产难，属经产之药。子名茺蔚，调经益精，活血顺气。

钩藤

除心热，平肝风，治小儿惊痫等症。

地骨皮

降肺中伏火，泻肝肾虚热，治有汗之骨蒸，凉血退热。

续断

苦温补肾，辛温补肝，能通血脉而理筋骨，破瘀血，治腰痛。

猪苓

入膀胱肾经，泄痰利窍，通小便，行水，治伤寒瘟疫上热消渴，肿胀淋泻，泄痢痰疟。

辛夷

入肺胃气分，通九窍，利关节，治鼻渊鼻塞。

乌梅

脾肺血分之药，敛肺涩肠，化痰消肿，清热解毒，生津止渴，醒酒杀虫。

苍术

燥胃强脾，发汗除湿，能升发胃中阳气，止吐泄，逐痰水，散恶气，散风寒，升阳开郁，燥湿燥脾。

麦芽

补肝宽肠，消食除胀，散结祛痰，通乳下胎，化一切米面食积。

火麻仁

平滑，利脾胃大肠之药，利便润燥，通乳催生，滑大肠，缓脾胃，益血通心，疏风利窍。

姜虫

治风化痰，散结行经，头风胃痛，痰瘰血病，小儿惊疳，散肿消毒定喘，气性清化轻浮，能上走头面疏风散痰。

阿胶

清肺滋肾，益血补阴，顺气生津，退火宁嗽，除风化痰，润燥定喘，利大小肠，肺痿吐脓，经水不调，崩带胎动，血痢等症。

虫退

除风热，退目翳，发痘疹，皮肤疮疡，中风失音，催生下胞，小儿惊痫，夜啼，杀疳去热。

桑寄生

坚肾益血，助筋骨，追风湿，养气血。

使君子

健脾胃，除虚热，杀脏虫，治五疳，为小儿要药。

地榆

入下焦，除血热，收汗止血，肠风血痢。

何首乌

苦坚肾，温补肝，养血祛风，敛精气，止恶疮，为滋补之药。

艾叶

纯阳之性，暖子宫，理气血，温中开郁，调经安胎，腹痛冷痢，逐寒祛湿。

牵牛

下气最速，逐水消痰，入肺经，泄气分之湿热，水肿喘满，气块疹痛，下焦郁遏，有黑白二种，黑者力峻，兼通大肠。

海螵蛸

入肝肾血分，通血脉，祛寒湿，治血枯，血瘀血崩，阴蚀肿痛。其味咸温，收湿和血。

附　方

吴仙丹

茯苓用吴萸汤泡七次，蜜丸，治吞酸背寒等症。

一味黄芩汤

黄芩一两，治肺热烦躁多饮而昼盛，及妇人崩中暴下等症。

羊肝丸

羊肝一具，黄连一两，捣丸，治目瘼及小儿疳虫等症。

四神丸

故纸四两，五味三两，肉蔻二两，吴萸一两，治肾泻。

青娥丸

故纸一两，胡桃二两，杜仲一两，治腰痛。

瘦胎饮

枳实四两，甘草二两，五月后，日服二钱。

束胎饮

枳壳，白术各等分，治同前。

左金丸

黄连六两（姜汁炒），吴萸一两（盐水炒），治肝经火郁吞酸等症。

白金丸

郁金七两，白矾三两，米糊丸，治癫狂失心等症。

姜附散

良姜（醋洗）七次，香附醋洗七次，因怒、因寒而心口痛者。怒者，姜一钱，附二钱；寒者，姜二钱，附一钱，加盐水少许饮下。

滋肾丸

黄柏二两（酒炒），知母一两（酒炒），肉桂一钱，治肾阴虚骨蒸等症。

参苓白术散

治脾胃虚弱，饮食不消或吐或泻等症。人参，白术，茯苓，甘草，山药，扁豆，苡仁，莲米，陈皮，砂仁，桔梗，大枣引。

百合固金汤

治肺伤咽痛、喘哮痰血等症。生地，熟地，麦冬，百合，白芍，当归，贝母，甘草，元参，桔梗。

十神汤

治时气痘疫风寒两感，发热恶寒无汗，咳嗽，鼻塞声重。麻黄，干葛，升麻，川芎，白芷，紫菀，甘草，陈皮，香附，赤芍，生姜葱白引。

人参败毒散

治伤寒头痛，恶寒壮热，及一切时疫热毒等症。人参，羌活，独活，前胡，柴胡，川芎，枳壳，桔梗，薄荷，茯苓，甘草，生姜三片引。

黄龙汤

治热邪传里，胃有燥屎，心下硬痛，口渴谵语，下利纯清水等症。人参，当归，桔梗，甘草，大黄，芒硝，厚朴，枳实，姜枣引。

大柴胡汤

治伤寒发热汗出不解，阳邪入里，痞硬呕利，烦渴谵语，表证未除，里证又急等症。柴胡，半夏，黄芩，白芍，枳实，大黄，姜枣引。

参苏饮

治外感内伤发热，头痛呕逆，咳嗽伤风，泄泻等症。人参，紫苏，干葛，前胡，半夏，茯苓，陈皮，甘草，枳壳，桔梗，木香，姜枣引。

小柴胡汤

治少阳证及寒热往来，胸胁痞满等症。柴胡，半夏，人参，甘草，黄芩，生姜大枣引。

逍遥汤

治血虚肝躁，骨蒸劳热，咳嗽发热，往来寒热，口干便混，月经不调等症。柴胡，当归，白芍，白术，茯苓，甘草，薄荷，丹皮，栀子，生姜引。

藿香正气散

治外感风寒，内伤饮食等症。藿香，紫苏，白芷，大腹皮，茯苓，白术，陈皮，半夏，厚朴，桔梗，甘草，姜枣引。

清脾饮

治疗疟痰口苦咽干，小便赤涩等症。青皮，厚朴，柴胡，黄芩，半夏，茯苓，白术，甘草，草果，槟榔，姜三片引。疟不止者加常山。

补中益气汤

治一切清阳下陷，中气不足之症。黄芪，人参，白术，陈皮，甘草，当归，升麻，柴胡，姜枣引。

归脾养心汤

治怔忡健忘，盗汗发热，食少，不眠，及脾虚不能摄血，妇人经带等症。人参，白术，茯苓，枣仁，黄芪，当归，远志，甘草，木香，龙眼肉，姜枣引。

益元汤

治戴阳症。附子，干姜，艾叶，黄连，知母，人参，麦冬，五味，甘草，姜枣引。加葱白，童便亦佳，冷服。

回阳救急汤

治三阴中寒等症。附子，干姜，肉桂，人参，白术，茯苓，半夏，陈皮，甘草，五味，炮姜引。

清暑益气汤

治夏月伤暑等症。黄芪，人参，白术，苍术，神曲，青皮，陈皮，甘草，麦冬，五味，当归，黄柏，泽泻，升麻，干葛，生姜。

五苓散

治诸湿腹满，水饮水肿，呕逆喘咳，身热便秘等症。猪苓，茯苓，白术，泽泻，肉桂。

金匮肾气丸

治脾胃大虚，腹胀肢肿，喘急痰盛，小便不利，大便溏，实已虚症，及消渴饮一溲一等症。熟地，茯苓，山药，枣皮，丹皮，泽泻，牛膝，附子，肉桂，车前子。

八正散

治湿热下注小便不通，或淋浊尿血，因热为肿等症。车前，木通，瞿麦，萹蓄，滑石，栀子，大黄，甘草，灯心，猪鬃草。

茯苓指迷方

治痰停中脘，胸背疼痛。半夏，茯苓，枳壳，风化硝，生姜引。

切疟七宝散

治实疟久发不止者。常山，草果，槟榔，青皮，陈皮，厚朴，甘草。

平胃散

治一切湿痰痞满，呕泻，不服水土等症。苍术，陈皮，厚朴，甘草。

保和汤

治食积饮停，腹痛泄泻，痞满吞酸，食滞下痢等症。山楂，神曲，茯苓，半夏，陈皮，连翘，莱菔子，麦芽。

真人养脏汤

治泻痢日久，虚寒脱肛等症。罂粟壳（蜜炙），柯子肉，肉蔻，木香，肉桂，人参，白术，当归，白芍，甘草。脏寒者，加附子。

定喘汤

治肺虚感寒，气逆腹热而作哮喘。白果四粒（炒），麻黄，半夏，款冬花，桑白皮，苏子，杏仁，黄芩，甘草，生姜引。

易老天麻丸

治中风手足不能运掉，舌强不能言语，不拘一种者。天麻，牛膝，萆薢，元参，杜仲，当归，生地，羌活，独活，附子，蜜丸用。

地黄饮子

治心火暴甚，肾水虚衰，而成风痱者。熟地，巴戟天，枣皮，苁蓉，附片，肉桂，石斛，茯苓，远志，麦冬，五味，石菖蒲，薄荷，姜枣引。

三痹汤

治气血淤滞，手足拘挛，风寒湿三痹。人参，黄芪，茯苓，甘草，当归，川芎，白芍，生地，杜仲，牛膝，续断，桂心，秦艽，独活，防风，姜枣。

升阳散火汤

治伤寒，叉于冒心，循衣摸床，谵语昏沉，不省人事。人参，白术，茯苓，甘草，陈皮，麦冬，当归，白芍，柴胡，黄芩，姜枣引。

甘露饮

治胃中湿热，口臭喉疮，齿血吐衄等症。生地，熟地，天冬，麦冬，石斛，茵陈，黄芩，枳壳，枇杷叶，甘草。一方加桂，茯苓，犀角。

虎潜丸

治精血不足，筋骨痿弱，足不任地，及骨蒸劳热者。黄柏，知母，熟地，虎骨，龟板，锁阳，当归，牛膝，白芍，陈皮，羯羊[①]肉，酒煮捣丸。一方加龙骨（名龙虎济阴丹，盐汤下）。

人参固本丸

治肺痨虚热。人参，天冬，麦冬，生地，熟地，炼蜜为丸。

---

① 羯羊：被阉割后的公羊，其肉质更优，滋补效果更好。

内容简介

《精选清末云南名医著作集萃（余道善卷）》为清末民初时期云南大理名医余道善（字性初）所著，是云南大理地方具有代表性的中医古籍，包括《医学通灵》《仲景大全书》《余氏医论医方集》三部，具体各书简介如下。

1.《医学通灵》：全书共四卷，卷一摘录中西汇通切要处，指点人身中脏腑、经脉、六气、阴阳大略；卷二剖明伤寒六经及杂病脉证治法；卷三分别明晰十二经诸病及其脉证治法；卷四详论二十八脉法及药性。该著作以浅略文字编成，内容由浅入深，从理论到临床，使学者容易参阅和记忆。

2.《仲景大全书》：共计五卷，前三卷是余氏结合云南本土风情、社会文化、气候条件等对张仲景《伤寒杂病论》条文进行深入剖析，并汇聚云南诸位医家临床经验增补方论；后两卷为《卒病论》上下卷，是余氏总结个人及诸位同道的临床经验汇编而成。该书系仲景之学在滇西多民族地区临床的应用、理论的总结以及经典的传承。

3.《余氏医论医方集》：由《诊脉要旨》《余记内外良方》《医学五则·伤寒脉诀》《余性初医案》《奇方妙术》《是乃仁术》六部分组成。《诊脉要旨》从脉诊理论研究源流入手，结合地域气候、人群特点，对临床常见脉的主病、特征、脉理及鉴别等进行了详细介绍。《余记内外良方》包括药性、外科要方、内科要方三部分，其中药性部分介绍了34味地方中草药的性味、功效及使用方法，还介绍了八对属"十八反""十九畏"药对的特殊使用方法。外科要方和内科要方部分共介绍百余首临床经验处方，多数方子不仅有详细的组成、剂量使用方法，还有辨证使用经验，具有一定的理论和临床价值。《医学五则·伤寒脉诀》以歌诀形式，概括了《伤寒论》六经脉、证、传变及治法、方药。《余性初医案》汇集余道善先生临证精要病案。《奇方妙术》以常见病为纲，介绍疾病的特色诊疗方法方药。《是乃仁术》从五脏六腑的生理功能及其病理变化入手，结合经脉循行、内伤外感等，分析了临床常见病证的病机特点，并以补、表、清、利、平五分法，介绍了五类共120味常用药，附方43首。